吃对中成药
——消化病

主编　冷　炎　闫泉香　王启明

世界图书出版公司

图书在版编目（CIP）数据

吃对中成药．消化病 / 冷炎，闫泉香，王启明主编
．-- 北京：世界图书出版公司，2021.12
　　ISBN 978-7-5192-9060-3

　　Ⅰ．①吃… Ⅱ．①冷… ②闫… ③王… Ⅲ．①消化系
统疾病－中成药－用药法 Ⅳ．① R286

中国版本图书馆 CIP 数据核字 (2021) 第 229636 号

书　　　　名	吃对中成药——消化病
（汉语拼音）	CHIDUI ZHONGCHENGYAO——XIAOHUABING
主　　　　编	冷　炎　闫泉香　王启明
总　策　划	吴　迪
责　任　编　辑	马　智
装　帧　设　计	付红雨
出　版　发　行	世界图书出版公司长春有限公司
地　　　　址	吉林省长春市春城大街 789 号
邮　　　　编	130062
电　　　　话	0431-86805551（发行）　　0431-86805562（编辑）
网　　　　址	http：//www.wpcdb.com.cn
邮　　　　箱	DBSJ@163.com
经　　　　销	各地新华书店
印　　　　刷	吉林市京源彩印厂
开　　　　本	787 mm×1092 mm　1/16
印　　　　张	16
字　　　　数	230 千字
印　　　　数	1—1 000
版　　　　次	2021 年 12 月第 1 版　　2021 年 12 月第 1 次印刷
国　际　书　号	ISBN 978-7-5192-9060-3
定　　　　价	78.00 元

编委会

主　　编：冷　炎　闫泉香　王启明

副 主 编：熊　壮　邓厚波　杨　明

　　　　　申巧慧

编　　委：王　婷　陈素兰　张　彬

　　　　　陈　贺　咸乃宁　周　丹

　　　　　刘文泽　肖丹丹　张来福

　　　　　胡希昂　李　爽

前言

　　健康是人们追求的终极目标之一，百姓除了已病求治，更重视未病先防，重视身体保持长久的健康状态。消化系统是人体的五大系统之一，它的正常工作对人体的健康起至关重要的作用。每个人在他的一生中肯定会患过这样或那样的消化系统疾病，消化系统疾病严重威胁人们的健康。

　　脾胃为后天之本，在人体的养生中居于最为重要的地位。《金匮要略》中说："四季脾旺不受邪，即勿补之。"强调了脾土之气旺盛在治未病、五行生化克制中的重要作用。

　　人们现在已经认识到中西医并重在保障人们健康方面的作用，认识到调整体质，保持健康的重要性。人们在日常生活中经常根据西医的诊断，服用中成药，但是却缺乏有效的指导。中医讲究整体观念，辨证论治，天人相应。辨证论治是基于人体抗病状态的原因医学，而证则是基于人体体质的抗病状态。国医大师王琦把健康人分成九种体质：平和质、阳虚质、阴虚质、气虚质、痰湿质、湿热质、血瘀质、气郁质、特禀质。人的体质不同，养生的方法也不同。当人患病时，体质不同的人，即使疾病一样，很多时候中成药的应用、调理也不同。

　　本书针对消化系统的常见病，根据人的不同体质，选取相应

前言

　　的养生及中药调养方法。中医讲究一人一方，精准治疗，辨证施治。这样有助于提高治病的疗效，促进患消化病的人尽快恢复健康。本书共分为十三章，首先介绍了人的九种体质，然后对消化病进行了辨体质、辨证侯，指导中成药使用，最后介绍了简单的养生方法，并在书后附以消化系统常用中成药的具体用法。

　　本书只是从科普的角度，对健康人群、亚健康人群、轻微疾病人群进行健康指导。在平时应用中，患者应根据自身疾病实际情况，辨证用药，辨体质用药，必要时去正规医院进行检查、诊断和治疗。

目录

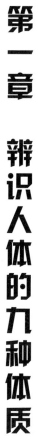

第一章　辨识人体的九种体质

什么是人的体质呢？国医大师王琦教授给予了精确的描述。他说"体"就是指人的身体、形体、个体，"质"是指人的素质、质量、性质。体质合在一起，就是说一个人的身体素质。它反应的是人的健康情绪等一系列包括心理、生理的变化。生病了，也就是说体质出现了问题。

中医九种体质辨识，列入卫生部《国家公共卫生服务规范》，在全国推广的中医体检项目，王琦教授历经40多年历程，在继承前人的基础上，对体质现象进行系统的研究，发现并证实中国人的九种体质类型，颁布我国第一部《中医体质分类与判定》标准，形成健康状态评价方法。中医体质学，先后被国家列为重点研究发展计划（973计划）及国家自然科学基金重点课题。2009年被纳入《国家公共卫生服务规范》，成为首个进入国家公共卫生服务体系的中医体检项目，并在全国推广应用。那么如何在消化系统疾病中运用体质学说，来用好中成药，进行养生呢？

我们先来了解一下九种体质。

一、平和体质：健康

体质平和不平和，是从中医体质学的角度来说的。平和体质，顾名思义，就是不偏不倚，指人体保持着一种平衡。平和体质的人精力旺盛，一般累不着他。外表看上去，不胖不瘦，刚刚好，性格也比较开朗，你和他开个玩笑，他也不会生气，反而觉得很好玩。这种体质的人一般不会轻易生病，一年基本不去医院，也就偶尔有个小感冒。平和体质的人，如果受到了挫折，他都能够积极应对。平和体质的人内心素质很强，十分平和。从中医角度讲，内心平和了，身体就健康了，情绪也乐观了。

二、气虚体质：气短

如果一个人总感觉累，那就是气虚了。气虚的人，就属于气虚体质。这类人经常疲乏、气短、爱出汗。一起做事情，其他人都不觉得累，只有他身上不停地出汗，觉得上气不接下气。气虚，通常说就是能量比别人弱，比如说话没力气，总低声低气。这种人耐力很差，容易出汗，甚至吃饭的时候也爱出汗，还总爱感冒，打喷嚏。气虚的人下班总爱躺在沙发上猫一会，不然缓不上来劲。

三、阳虚体质：怕冷

阳虚体质的人经常手足冰凉，不敢吹空调，即便是夏天，即便穿着较厚，仍手臂冰冷。阳虚体质主要就是怕冷，手足不温，大多都是一些小姑娘或者老太太。这种人即使夏天也穿长衣长裤。但特别注意，这种人一遇冷就会拉肚子，阳气十分不足。

四、阴虚体质：缺水

人体成分大多都是水，身体缺水是一件很严重的事情。在中医体质学上来说，身体缺水的人，就属于阴虚体质。阴虚体质的人最大特点就是体形瘦，胖子不多，性格比较急躁，做什么事情巴不得一下子做完，什么节奏都快，风风火火的。这类人就是体内缺水，水干了，就急躁了。急躁了就容易起火，所以水才是天下奇药，最便宜的奇药，常说多喝水，不得病，就是这个道理。阴虚体质的人工作热情高涨，平时总觉得自己口干舌燥，脸上总是上火，去哪里都喜欢拎一瓶子水，第一件事情就是喝水。这类人嘴唇干，大便干燥，容易上火得病。

五、痰湿体质：体胖

在生活中我们总会遇到很多胖人，但你仔细观察，胖人和胖人也会不同，有的胖人肌肉匀称，很帅，但有的胖人就大肚便便，胖成了病态。这种人就是痰湿体质，主要特征就是光彩照人，脑门上油乎乎的，贴张纸能把纸透过来，属于油脂分泌过多。有的人肚子胖，有的人四肢胖，有的人胸胖，总之都是病态的胖。痰湿体质的人，夜晚还容易打呼噜，十分响亮，舌苔很厚。

六、湿热体质：长痘

对于青春痘，我们相信每一个人都不陌生。青春痘，顾名思义，应该是青春的专利，可为什么有些人三四十岁还长青春痘？这类人就是属于中医体质学上的湿热体质。湿热体质人的特征就是满脸痘痘，口舌生疮，容易得湿疹。

七、血瘀体质：长斑

生活中我们经常会遇到这样的人，不小心碰到身体某一部位，别人碰一下子没什么情况，他却皮肤乌青了，俗称"鬼拧青"，这就是皮下出血，完全属于个人体质问题，中医体质学上称这类人为血瘀体质。血瘀体质的人就是血脉不畅，脸色暗淡，形成了瘀斑、暗斑。特别注意的是，这类人容易患血管堵塞方面的疾病。

八、气郁体质：郁闷

大家都读过《红楼梦》吧，里面那个林黛玉就是整天闷闷不乐，最后郁郁而终，她就属于气郁体质。这类人经常愁容满面，给人感觉不阳光，内心十分郁闷，心理承受能力差。这类人十分容易得抑郁症。

九、特禀体质：过敏

过敏是我们生活中经常遇到的事情，而经常过敏的人，在中医体质学上就被称为特禀体质，也叫过敏体质。特禀体质的人对一些花粉、面粉，甚至毛线都过敏，他们往往都是刻意少接触这类东西，但实际上，应该从自身体质调养，逐步缓解甚至最后改变自己的这种体质。

以上九种体质除平和体质外，通过自身的养生调理，找到引发疾病的原因，长期坚持，最后是可以改变的。

常见九种体质特征表现

体质类型	总体特征	形体特征	常见表现	心理特征	发病倾向	对外界适应能力
平和体质	阴阳气血调和，以体态适中、面色红润、精力充沛等为主要特征	体形匀称、健壮	面色、肤色润泽，头发稠密有光泽，目光有神，鼻色明润，嗅觉通利，唇色红润，不易疲劳，精力充沛，耐受寒热，睡眠良好，纳佳，二便正常，舌色淡红，苔薄白，脉平和有力	性格随和开朗	平素患病较少	对自然环境和社会环境适应能力较强
气虚体质	总体特征元气不足，以疲乏、气短、自汗等气虚表现为主要特征	虚浮、肥胖、肌肉松软不实	平素语音低弱，气短懒言，容易疲乏，精神不振，易出汗，舌淡红，舌边有齿痕，脉缓、弱	性格内向，不喜冒险	易患感冒、内脏下垂等病，病后康复缓慢	不耐受风、寒、暑、湿邪

续表

体质类型	总体特征	形体特征	常见表现	心理特征	发病倾向	对外界适应能力
阳虚体质	阳气不足，以畏寒怕冷、手足不温等虚寒表现为主要特征	面白、形体偏弱	平素畏冷，手足不温，喜热饮食，精神不振，舌淡胖嫩，脉沉或濡	性格多沉静、内向	易患痰饮、水肿、泄泻等病，感邪易从寒化	耐夏不耐冬，易感风、寒、湿邪
阴虚体质	阴液亏少，以口燥咽干、手足心热等虚热表现为主要特征	体形偏瘦	手足心热，口燥咽干，鼻微干，喜冷饮，大便干燥，舌红少津，脉细数或洪大	性情急躁，外向好动，活泼	易患虚劳、失精、不寐等病，感邪易从热化	耐冬不耐夏，不耐受暑、热、燥邪
痰湿体质	痰湿凝聚，以形体肥胖、腹部肥满、口黏苔腻等痰湿表现为主要特征	体形肥胖，腹部肥满松软	面部皮肤油脂较多，多汗且黏，胸闷，痰多，口黏腻或甜，喜食肥甘甜品，苔腻，脉滑	性格偏温和、稳重，多善于忍耐	易患消渴、中风、胸痹等病	对梅雨季节及湿重环境适应能力差
湿热体质	湿热内蕴，以面垢油光、口苦、苔黄腻等湿热表现为主要特征	形体中等或偏瘦	面垢油光，易生痤疮，口苦口干，身重困倦，大便黏腻不畅或燥结，小便短黄，男性易阴囊潮湿，女性易带下增多，舌质偏红，苔黄腻，脉滑数	容易心烦急躁	易患疮疖、黄疸、热淋等病	对夏末秋初湿热气候、湿重或气温偏高的环境较难适应

续表

体质类型	总体特征	形体特征	常见表现	心理特征	发病倾向	对外界适应能力
血瘀体质	血行不畅，以肤色晦黯、舌质紫黯等血瘀表现为主要特征	胖瘦均见	肤色晦黯，色素沉着，容易出现瘀斑，口唇黯淡，舌黯或有瘀点，舌下络脉紫黯或增粗，脉涩	易烦，健忘	易患痛证、血证等	不耐受寒邪
气郁体质	气机郁滞，以神情抑郁、忧虑脆弱等气郁表现为主要特征	体瘦者为多	神情抑郁，情感脆弱，烦闷不乐，舌淡红，苔薄白，脉弦	性格内向不稳定、敏感多虑	易患脏躁、梅核气、百合病及郁证等	对精神刺激适应能力较差，不适应阴雨天气
特禀体质	先天失常，以生理缺陷、过敏反应等为主要特征	无特殊，或有畸形，或有生理缺陷	常见哮喘、风团、咽痒、鼻塞、喷嚏等，患遗传性疾病者有遗传性、先天性、家族性特征，患胎传性疾病者具有母体影响胎儿个体生长发育及相关疾病特征	随禀质不同情况各异	易患哮喘、荨麻疹、花粉症及药物过敏等，遗传性疾病如血友病、先天愚型等，胎传性疾病如五迟、五软、解颅、胎惊、胎病等	适应能力差，对易致过敏季节适应能力差，易引发宿疾

第二章 消化病常见症状及用药

第一节　食欲不振

一、症状概述

食欲不振是指对食物缺乏需求的欲望，严重的食欲不振称为厌食。西医认为引起食欲不振的原因很多，包括：①消化系统疾病：急性、慢性胃炎，功能性消化不良，消化性溃疡，胃大部切除术后，消化系统肿瘤（胃癌、肝癌、胰腺癌、结肠癌），急性、慢性肝炎，肝硬化，肠道疾病（炎症性肠病、肠结核、慢性腹泻、伤寒等），慢性胰腺炎，慢性胆囊炎；②胃肠道外疾病：全身性疾病如急、慢性感染性疾病（包括结核），慢性心、肺、肾功能不全，严重贫血、消化系统外恶性肿瘤，内分泌系统疾病如肾上腺皮质功能不全、甲状腺功能低下、垂体功能低下、糖尿病酮症酸中毒等；③精神神经因素：神经性厌食、抑郁症、精神病等；④药物和毒物：非甾体类抗炎药、抗肿瘤化疗药物、抗生素（大环内酯类、喹诺酮类）、吗啡类、洋地黄类等，此外接触过多的铅、汞、苯等毒物也会出现食欲不振的表现，部分患者出现食欲不振是由药物、毒品、酒精等的戒断症状所致。

中医认为食欲不振由于感受时邪、饮食所伤、脾胃虚弱、肾阳虚衰等因素，导致胃不纳谷，脾失健运，蠕动无力，日久引起食欲不振。中医认为肝主疏泄，肝气郁结则情志不畅，二便不通，因此疏肝解郁、调畅情志、通顺二便在食欲不振症状的治疗上有着重要作用。

二、辨体质用药

体质	特点	症状	用药
平和体质	健康体质，不偏不倚，生病较少，即使生病也能很快康复	不易产生食欲不振	
气虚体质	平素容易疲乏，易出汗，气短，易感冒，身体沉重，体内水气运化不灵，水湿停留体内，舌胖大，齿痕重	食欲不振，食不知味，乏力	四君子丸、补中益气丸
阳虚体质	怕冷，尤其是下半身凉，易腹泻，或者出现上半身热下半身凉的情况	食欲不振，畏寒肢冷	黄芪建中丸
阴虚体质	缺水，口干，大便干燥，五心烦热	食欲不振，胃脘灼热	养胃舒胶囊、知柏地黄丸
痰湿体质	肥胖，大腹便便，易打鼾	食欲不振，恶心欲吐，脘腹痞闷	二陈丸、参苓白术散
湿热体质	口苦，口黏，皮肤易长痘、生疮，大便黏腻，舌苔黄腻	食欲不振，口苦口黏	龙胆泻肝丸、枳实导滞丸
血瘀体质	长斑，月经不调，心慌心悸	食欲不振，固定部位刺痛	血府逐瘀口服液
气郁体质	情绪抑郁，烦闷不乐，易叹息，胸闷不舒畅	食欲不振，嗳气频作	
特禀体质	易过敏	食欲不振	小柴胡颗粒

三、养生保健

1. 积极找出病因。

2. 养成良好的生活习惯，三餐规律饮食，二便通畅，忌辛辣刺激、油腻的食物，按时睡觉。

3. 消除不良的情绪，保持心情愉悦。

4. 适当增加体育锻炼，如阳光下散步、慢跑、太极拳等。

5. 中药代茶饮：焦山楂 15 g，焦神曲 15 g，焦麦芽 15 g，每日 300 mL 热水冲泡，频服，可以消食导滞。

第二节　吞咽困难

一、症状概述

吞咽困难是指食物从口腔、咽部和食管到达胃的过程中受阻而产生梗阻、停滞或发噎的感觉，分为器质性吞咽困难和功能性吞咽困难。器质性吞咽困难患者通常在咽下固体食物时感到困难，严重者饮水亦有困难。西医认为器质性吞咽困难的发生可能因局部病变所致，也可能由全身病变引起。吞咽困难根据梗阻部位可分为口咽性吞咽困难和食管性吞咽困难。患者多可明确地指出发生咽下困难及感到不适的部位，而且与病变的部位相吻合，对吞咽困难发生部位的定位诊断很有帮助。吞咽困难也可根据病因分类，由于大块食团梗阻或管腔本身狭窄引起的吞咽困难称为机械性吞咽困难，包括癌症、良性肿瘤、嗜酸性粒细胞性食管炎、溃疡性狭窄、纵隔肿物、血管压迫等疾病；由于食管无力蠕动收缩或非蠕动性收缩和括约肌松弛障碍引起的吞咽困难称为动力性吞咽困难，常由神经、肌肉病变引起，包括贲门失弛缓症、弥漫性食管痉挛、下食管括约肌高压症、胡桃夹食管、南美锥虫病、系统性硬化症或其他风湿性疾病等。

另外，还有一大类吞咽困难症状，不是由于器质性疾病引起，而是由于神经感觉异常所致，属于功能性疾病，西医叫作咽部神经官能症或咽癔症、癔球，中医叫"梅核气"。其病因主要由情志不遂、肝气郁滞、痰气互结、停聚于咽所致，以咽中似有梅核阻塞、咯之不出、咽之不下、时发时止为主要表现的疾病。临床以咽喉中有异常感觉，但不影响进食为特征，在中医肝病、中医咽喉疾病以及中医精神疾病均可见此病证。

器质性吞咽困难患者，需要辨体质用药。而功能性吞咽困难患者，即中医所说的梅核气，病症较为固定，不需要辨体质用药，直接用后面的代茶饮方即可。

二、辨体质用药

体质	特点	症状	用药
平和体质	健康体质，不偏不倚，生病较少，即使生病也能很快康复	不易产生吞咽困难	
气虚体质	平素容易疲乏，易出汗，气短，易感冒，身体沉重，体内水气运化不灵，水湿停留体内，舌胖大，齿痕重	呕吐，乏力	补中益气丸、参苓白术颗粒
阳虚体质	怕冷，尤其是下半身凉，易腹泻，或者出现上半身热、下半身凉的情况	吞咽困难，怕冷	金匮肾气丸
阴虚体质	缺水，口干，大便干燥，五心烦热	吞咽困难，心烦口干	知柏地黄丸、玉女煎
痰湿体质	肥胖，大腹便便，易打鼾	食欲不振，恶心欲吐，脘腹痞闷	二陈丸、香砂平胃丸
湿热体质	长痘，生疮，大便黏腻，舌苔黄腻，易得湿疹	食欲不振，口苦口黏	龙胆泻肝丸、枳实导滞丸

续表

体质	特点	症状	用药
血瘀体质	面部易长斑，月经不调，心慌心悸	食欲不振，固定部位刺痛	血府逐瘀口服液、桂枝茯苓丸
气郁体质	抑郁，焦虑与抑郁很多时候一起存在	食欲不振，嗳气频作，易发生梅核气	木香顺气丸、越鞠丸、逍遥丸、柴胡疏肝散
特禀体质	易过敏	食欲不振，易得过敏性疾病	小柴胡颗粒

三、养生保健

1. 改变不良的饮食习惯，戒烟酒，避免进烫食及发霉的食物，饮食宜清淡、新鲜、易消化，注意进食后少量饮水。

2. 积极就医，配合医生早期诊断与治疗。

3. 保持积极的心态，克服悲观、紧张、恐惧等不良情绪。

4. 晚饭不易吃饱，睡觉时枕头抬高，减少反流的发生。

5. 梅核气的患者代茶饮方：半夏10 g，厚朴10 g，茯苓10 g，生姜10 g，苏叶5 g，苏梗5 g，香附10 g。

6. 噎膈病的患者代茶饮方：桂枝5 g，白芍10 g，麻黄3 g，干姜5 g，细辛3 g，半夏5 g，甘草3 g，五味子5 g，陈皮10 g，茯苓10 g，乌梅10 g。

第三节　呕吐

一、症状概述

呕吐是由位于延髓的呕吐中枢释放神经冲动，通过消化道平滑肌逆蠕动，部分呼吸肌和腹肌痉挛性收缩，迫使胃肠内容物从口腔涌出的过程。西医认为呕吐的病因有：①腹部疾病：如消化道机械性梗阻、消化道动力异常、急性阑尾炎、急性胆系感染、急性肝炎、急性胃肠炎、消化性溃疡、缺血性肠病、胰腺炎和胰腺肿瘤、腹膜炎和腹膜肿瘤；②内分泌及代谢性因素：如血卟啉病、肾上腺皮质功能低下、酮症酸中毒、高钙血症、低钠血症、尿毒症、甲状旁腺功能减低、妊娠；③化学物质：如阿司匹林、磺胺类药物、红霉素、四环素、肿瘤化疗药物、酒精、重金属、一氧化碳、有机磷、维生素 A 过量；④神经系统疾病：脱髓鞘病变、自主神经病变、颅内脓肿、出血、梗死、肿瘤、前庭炎、梅尼埃病、晕动病、脑膜炎、偏头痛；⑤其他：如急性心梗、充血性心力衰竭、急性肾盂肾炎、肾结石、尿毒症、结缔组织病（系统性硬化、系统性红斑狼疮）、剧烈疼痛、焦虑、抑郁、功能性呕吐等。

中医认为呕吐由于饮食所伤、外感时邪、情志失调、素体脾胃虚弱导致胃失和降，胃气上逆，迫使胃内容物从口而出。其病变脏腑在胃，与肝、脾二脏关系密切。呕吐的病因多因热证者居多，《内经》说"诸逆冲上皆属于热。"

二、辨体质用药

体质	特点	症状	用药
平和体质	健康体质，不偏不倚，生病较少，即使生病也能很快康复	不易产生呕吐	
气虚体质	平素容易疲乏，易出汗，气短，易感冒，身体沉重，体内水气运化不灵，水湿停留体内，舌胖大，齿痕重	呕吐，乏力	四君子丸、补中益气丸
阳虚体质	怕冷，尤其是下半身凉，易腹泻，或者出现上半身热、下半身凉的情况	呕吐清水，呕吐物没有酸腐味道，怕冷，易腹泻	附子理中丸

续表

体质	特点	症状	用药
阴虚体质	缺水，口干，大便干燥，五心烦热	呕吐，饥饿却不想食，口干	知柏地黄丸、天王补心丹
痰湿体质	肥胖，大腹便便，易打鼾	呕吐清水痰涎，脘腹痞闷	二陈丸、参苓白术散
湿热体质	口苦，口黏，皮肤易长痘、生疮，大便黏腻，舌苔黄腻	呕吐，口苦口黏，心烦	龙胆泻肝丸、枳实导滞丸
血瘀体质	长斑，月经不调，心慌心悸	呕吐，胃脘刺痛，痛处固定	血府逐瘀口服液、桂枝茯苓丸
气郁体质	抑郁，焦虑与抑郁很多时候一起存在	呕吐，嗳气频作，因情绪激动而加重	沉香舒气丸、舒肝平胃丸、左金丸
特禀体质	易过敏	呕吐，心烦	小柴胡颗粒

三、养生保健

1. 养成良好的饮食习惯，不暴饮暴食，不食变质腐秽食物，忌食辛辣之品，不要过时生冷、油腻的食品，应少食多餐，以清淡流质饮食为主，必要时禁食。

2. 保持心情舒畅，避免精神刺激。

3. 积极治疗原发疾病。

4. 呕吐不止时，积极就医，应注意卧床休息，密切观察病情。

5. 妊娠呕吐，代茶饮：黄芩 5 g，白术 5 g，生姜 5 g。

6.热性呕吐，患者心烦、干呕。呕吐物酸腐味较重，代茶饮：柴胡5 g，黄芩5 g，生姜5 g。

7.寒性呕吐，患者呕吐痰涎、清水为主，代茶饮：生姜5 g，半夏5 g。

第四节　急性腹痛

一、症状概述

急性腹痛是一种常见的症状，具有起病急，病情重和变化快的特点。腹痛按其传导神经及临床表现可分为：①躯体性疼痛：由壁腹膜刺激引起，疼痛尖锐而定位准确，由脊神经传导；②内脏性疼痛：主要由交感神经传导，位置多弥散而不确切，常伴有恶心、呕吐、出汗等自主神经兴奋的症状；③牵涉痛：指内脏性疼痛涉及相应脊髓节段而定位于体表，常远离内脏病变部位。急性腹痛的病因有：①腹膜急性炎症：常由胃肠穿孔引起；②腹腔器官急性炎症：如急性胃肠炎、急性阑尾炎、急性胰腺炎、急性胆囊炎；③空腔脏器梗阻和扩张：如肠梗阻、泌尿道结石梗阻、胆绞痛；④脏器扭转和破裂：腹腔有蒂器官（肠系膜、大网膜、卵巢等）急性扭转、肝破裂、异位妊娠破裂等；⑤缺血：如肠系膜动脉栓塞、缺血性肠病；⑥胸腔疾病牵涉痛：如大叶性肺炎、急性心肌梗死等；⑦中毒与代谢障碍：如铅中毒、血卟啉病、糖尿病酮症酸中毒等；⑧自身免疫性疾病：如过敏性紫癜、腹型风湿热；⑨神经疾病：腹型癫痫。本节研究的腹痛为内科腹痛。内科腹痛与外科腹痛的鉴别点：先发热后腹痛为内科腹痛，先腹痛后发热为外科腹痛。

中医认为急性腹痛由于感受外邪、饮食所伤等因素导致脏腑气机阻滞，气血运行不畅，经脉痹阻，不通则痛。病理因素主要有寒凝、火郁、食积、气滞、血瘀。

二、辨体质用药

体质	特点	症状	用药
平和体质	健康体质，不偏不倚，生病较少，即使生病也能很快康复	不易产生急性腹痛	
气虚体质	平素容易疲乏，易出汗，气短，易感冒，身体沉重，体内水气运化不灵，水湿停留体内，舌胖大，齿痕重	腹部疼痛，劳累后加重，喜温喜按	小建中颗粒
阳虚体质	怕冷，尤其是下半身凉，易腹泻，或者出现上半身热、下半身凉的情况	腹部冷痛，喜温喜按，易腹泻	附子理中丸、金匮肾气丸
阴虚体质	缺水，口干，大便干燥，五心烦热	腹部疼痛，口干，心烦	知柏地黄丸
痰湿体质	肥胖，大腹便便，易打鼾	腹部疼痛，腹胀	藿香正气水
湿热体质	长痘、生疮，大便黏腻，舌苔黄腻	腹部疼痛，口苦，大便黏腻	枳实导滞丸、保和丸
血瘀体质	长斑，月经不调，心慌心悸	腹部疼痛，痛如针刺	血府逐瘀口服液、少腹逐瘀颗粒
气郁体质	抑郁，焦虑与抑郁很多时候一起存在	腹部胀满，无固定位置疼痛，遇忧思恼怒加剧	柴胡疏肝散、四逆散、逍遥丸、痛泻宁颗粒
特禀体质	易过敏	腹部疼痛	小柴胡颗粒

三、养生保健

1.积极就医，查明腹痛的原因。

2.养成良好的饮食习惯，禁忌暴饮暴食，禁忌生冷、不干净的食物。少食辛辣、油腻的食物。进食富有营养、易消化的饮食。

3.保持心情舒畅，消除紧张、焦虑的情绪。

4.腹部注意保暖，避免受凉。

第五节　慢性腹痛

一、疾病概述

慢性腹痛是指起病缓慢、病程大于 6 个月，持续或反复急性发作的腹痛。西医分为慢性功能性腹痛和器质性疾病所致慢性腹痛，前者包括肠易激综合征、中枢介导的腹痛综合征等，后者根据病因可分为：①腹膜慢性炎症：结核性腹膜炎；②腹腔、盆腔器官慢性炎症、感染：如慢性胆囊炎、慢性胰腺炎、慢性阑尾炎、慢性憩室炎、炎症性肠病、肠结核、肝脓肿、消化道溃疡及慢性盆腔炎等；③脏器梗阻和扩张：如粘连性肠梗阻、慢性假性肠梗阻、Oddi 括约肌功能障碍；④腹腔、盆腔血管病变：如缺血性结肠炎、肠系膜静脉血栓、腹主动脉瘤等；⑤腹腔、盆腔肿瘤：肝癌、结肠癌、胰腺癌、淋巴瘤、宫颈癌等；⑥中毒与代谢障碍：如铅中毒、血卟啉病等；⑦风湿免疫或变态反应性疾病：如腹型过敏性紫癜、系统性红斑狼疮、系统性肥大细胞增多症及系统性血管炎等；⑧神经疾病：糖尿病周围神经病变、带状疱疹后遗神经痛、腹型癫痫或腹型偏头痛；⑨遗传性疾病：遗传性血管性水肿；⑩胸腔疾病牵涉痛：如心绞痛等；⑪其他：子宫内膜异位症。

中医认为慢性腹痛发病涉及脏腑较多，由于素体脾阳虚弱，虚寒内生，渐致气血生成不足,脏腑经脉失养,不荣则痛,病久肾阳不足,相火失于温煦,脏腑虚寒,腹痛日久不愈,即不荣则痛,不通则痛。

二、辨体质用药

体质	特点	症状	用药
平和体质	健康体质，不偏不倚，生病较少，即使生病也能很快康复	不易产生慢性腹痛	
气虚体质	平素容易疲乏，易出汗，气短，易感冒，身体沉重，体内水气运化不灵，水湿停留体内，舌胖大，齿痕重	腹部隐隐作痛，劳累后加重	黄芪建中丸
阳虚体质	怕冷，尤其是下半身凉，易腹泻，或者出现上半身热、下半身凉的情况	腹部隐痛，遇冷加重	大建中丸、附子理中丸
阴虚体质	缺水，口干，大便干燥，五心烦热	腹部隐隐疼痛，口干，心烦	六味地黄丸、知柏地黄丸
痰湿体质	肥胖，大腹便便，易打鼾	腹部疼痛，腹胀	参苓白术散、二陈丸、藿香正气胶囊
湿热体质	长痘、生疮，大便黏腻，舌苔黄腻	腹部疼痛，口苦，大便黏腻	枳实导滞丸、加味香连丸
血瘀体质	长斑，月经不调，心慌心悸	腹部疼痛，痛处固定	血府逐瘀口服液、少腹逐瘀颗粒、五灵止痛片
气郁体质	抑郁，焦虑与抑郁很多时候一起存在	腹部胀闷，疼痛，嗳气后缓解，遇忧思恼怒加剧	柴胡疏肝散、四逆散、逍遥丸、痛泻宁颗粒
特禀体质	易过敏	腹部疼痛	小柴胡颗粒

三、养生保健

1. 明确腹痛病因，注意腹部保暖，多卧床休息，避免剧烈的运动。

2. 保持积极乐观的心态，避免紧张、焦虑等，必要时请心理科会诊。

3. 避免进食过硬、过冷、辛辣刺激的食物。

4. 根据情况可在腹部疼痛部位进行热敷。

5. 中药封包疗法：把温中补虚、化瘀止痛的中药（桂枝 10 g，芍药 20 g，细辛 5 g，五灵脂 15 g，干姜 10 g，香附 10 g）装入纱布袋中，煎煮 20 分钟，将装满药的纱布袋放至温热，外敷于腹部疼痛处，每日 1~2 次。如想保持温度长久，可配合理疗仪红外线照射。治疗时注意温度适宜，避免烫伤，封包药物可反复多次使用。

6. 艾灸，选取神阙、中脘、关元，以及阿是穴。

第六节　腹泻

一、症状概述

正常人排便次数从每周 3 次至每日 3 次不等，粪便量 < 200 g/d，含水量为 60%~80%。腹泻指排便次数 > 3 次 / 日，且粪质稀薄（含水量 > 85%），排粪量 > 200 g/d。根据病程腹泻可分为急性和慢性两种，病程超过 4 周者为慢性腹泻。按引起腹泻的病理生理机制可将其分为渗透性、渗出性、分泌性和动力性腹泻。渗透性腹泻是由于肠腔内有大量非吸收性的溶质聚积，导致肠腔内渗透压升高，大量液体被动进入肠腔引起腹泻。渗透性腹泻病因主要包括两大类：一类是小肠对营养物质的消化和吸收不良；另一类为摄入不能吸收的物质，如盐类导泻药。渗出性腹泻是由于炎症、溃疡等病变，肠道黏膜的完整性受到破坏，造成大量炎性渗出，引起腹泻。分泌性腹泻多是由于肠黏膜吸收抑制或净分泌增加所致。动力性腹泻由于肠内容物增加引起肠道反射性蠕动增快，支配肠运动的神经异常，促动力性介质如 5- 羟色胺、前列腺素等的释放增加，导致肠道传输加速，影响水分吸收而致腹泻。常见疾病有肠易激综合征、功能性腹泻、糖尿病致自主神经功能紊乱、甲状腺功能亢进等。

中医将本病归入"泄泻""痢疾"范畴，其主要病变在脾胃与大小肠，与肝肾关系密切。多由感受外邪、饮食所伤、情志失调及脏腑虚弱等因素所致，其病机关键在于脾胃运化功能失职，湿邪内盛所致，久泄必致阳虚，或寒热错杂。

二、辨体质用药

体质	特点	症状	用药
平和体质	健康体质，不偏不倚，生病较少，即使生病也能很快康复	不易产生腹泻	
气虚体质	平素容易疲乏，易出汗，气短，易感冒，身体沉重，体内水气运化失健，水湿停留体内，舌胖大，齿痕重	大便时溏时泻，迁延反复	参苓白术颗粒、人参健脾丸、四君子丸、补中益气丸
阳虚体质	怕冷，尤其是下半身凉，易腹泻，或者出现上半身热、下半身凉的情况	黎明前脐腹作痛，肠鸣即泻，完谷不化，形寒肢冷	四神丸、附子理中丸、乌梅丸、固本益肠丸、肚痛泻丸
阴虚体质	缺水，口干，大便干燥，五心烦热	下痢赤白黏冻，或下鲜血黏稠	驻车丸

续表

体质	特点	症状	用药
痰湿体质	肥胖，大肚便便，易打鼾	腹泻、大便黏腻不爽、恶心、食欲差	胃肠安丸、参苓白术颗粒
湿热体质	长痘，生疮，大便黏滞，舌苔黄腻	泻下急迫，粪色黄褐，气味臭秽，肛门灼热	葛根芩连片、加味香连丸、复方黄连素片、止泻颗粒
血瘀体质	长斑，月经不调，心慌心悸	腹泻不爽，下痢紫黑	少腹逐瘀丸
气郁体质	郁闷，焦虑与抑郁很多时候一起存在	泄泻肠鸣，腹痛攻窜，矢气频作	逍遥丸、痛泻宁颗粒、固肠止泻丸
特禀体质	易过敏	腹泻	小柴胡颗粒

三、养生保健

1. 调摄饮食。多食清淡饮食，温热饮食。禁食凉性食物，包括凉饮料、凉啤酒、凉水果，甚至凉性蔬菜。禁食辛辣食物，包括白酒、麻辣烫等。禁食羊肉串、涮羊肉、牛奶等不易消化食物。多食健脾止泻的食物，如山药、小米、生姜等。

2. 养成良好的生活习惯，三餐规律饮食，按时睡觉，睡眠好是治疗慢性腹泻的基础。

3. 消除不良的情绪，保持心情愉悦。

4. 适当增加体育锻炼，如阳光下散步、慢跑、太极拳等。

5. 慢性腹泻代茶饮

（1）大便不成形，泻下痛快：干姜 10 g，炒白术 10 g，茯苓 15 g，党参 5 g，炙甘草 5 g。

（2）腹痛即泻：炒白术 10 g，芍药 10 g，陈皮 10 g，防风 10 g。

（3）大便黏滞不爽：炒白术 15 g，枳实 5 g，茯苓 10 g。

第七节　黄疸

一、症状概述

黄疸是一种高胆红素血症的临床表现，即血中胆红素升高致使皮肤、黏膜和巩膜黄染的症状和体征。正常血清总胆红素为 $1.7{\sim}17.1\,\mu mol/L$，如总胆红素升至 $17.1{\sim}34.2\,\mu mo/L$，尚无肉眼可见黄疸，称为隐性或亚临床黄疸，超过 $34.2\,\mu mol/L$ 时，出现临床可见黄疸。西医将黄疸分为溶血性黄疸、肝细胞性黄疸、胆汁淤积性黄疸、先天性非溶血性黄疸，其中后三类与消化系统疾病相关。

中医认为黄疸是因肝失疏泄，胆汁外溢，引发的目黄、身黄、小便黄为主症的一种病证，其病因有外感和内伤两个方面，黄疸的病理因素包括湿邪、热邪、寒邪、疫毒、气滞、瘀血六种，形成的关键是湿邪。

二、辨体质用药

体质	特点	症状	用药
平和体质	健康体质，不偏不倚，生病较少，即使生病也能很快康复	不易产生黄疸	
气虚体质	平素容易疲乏，易出汗，气短，易感冒，身体沉重，体内水气运化失健，水湿停留体内，舌胖大，齿痕重	面目及肌肤淡黄，甚则晦暗没有光泽	黄芪建中丸

续表

体质	特点	症状	用药
阳虚体质	怕冷，尤其是下半身凉，易腹泻，或者出现上半身热、下半身凉的情况	身目俱黄，黄色晦暗无光，或如烟熏色，神疲怕冷，脘腹闷胀	茵陈术附汤
阴虚体质	缺水，口干，大便干燥，五心烦热	身目俱黄，身干，眼干	大补阴丸、知柏地黄丸
痰湿体质	肥胖，大腹便便，易打鼾	身目俱黄，黄色不鲜明，头身困重，食欲减退	茵陈五苓丸合甘露消毒丹
湿热体质	长痘，生疮，大便黏滞，舌苔黄腻	身目俱黄，黄色鲜明色如橘皮，发热口渴，或心中懊恼，或神昏谵语	黄疸茵陈片、茵陈退黄胶囊、愈肝片、当飞利肝宁片、千金犀角散、肝泰颗粒
血瘀质体	长斑，月经不调，心慌心悸	身目发黄，而晦暗，面色黧黑，胁下有硬块，痛如针刺	鳖甲煎丸、血府逐瘀丸
气郁体质	郁闷，焦虑与抑郁很多时候一起存在	身目发黄，黄色鲜明，右胁胀闷疼痛，口苦咽干	大柴胡颗粒、柴胡疏肝散、肝泰颗粒
特禀体质	易过敏	身目发黄	小柴胡颗粒

三、养生保健

1.注意休息，调摄饮食。黄疸型肝炎患者在日常生活中一定要注意休息，这样可以减轻肝脏的负担，也可以加快患者肝细胞恢复的速度，黄疸病人除肝性脑病要限制蛋白质外，原则上给予高蛋白、高热量、高维生素、低脂饮食，伴有腹水者应限制水及钠盐的摄入，蛋白质以含必需氨基酸丰富的优质蛋白如蛋、乳、鱼、瘦肉类为主。多食富含维生素 C 与维生素 B 族的水果蔬菜。

2. 皮肤护理。黄疸型肝炎患者的皮肤会变得发黄，而且还会有瘙痒出现，有时达难以忍受的程度。瘙痒部位多见于手掌及跖部，以夜间及温暖时为重。皮肤瘙痒者应注意保持皮肤清洁，选择清洁、柔软、吸水性强的布制衣裤，避免化纤原料对皮肤的机械或化学性刺激。避免使用热水、肥皂擦洗、剪短指甲，防止手搔抓，按医嘱局部用 2%~3% 碳酸氢钠溶液外涂或服用抗过敏药。

3. 调摄情志。黄疸型肝炎需要长期治疗，这样就可能使患者的心理产生压力，对疾病的治疗缺乏信心，而且黄疸等形体面容的变化也可对患者精神上造成很大打击，因此护理黄疸型肝炎患者应注意多与其交谈，不断给予安慰、疏导和帮助，安排患者做有意义的活动，减轻毫无根据的恐惧感，振奋情绪，增强战胜疾病的信心。

4. 代茶饮

（1）阳黄：茵陈 10 g，赤芍 5 g，栀子 5 g，大黄 1 g。

（2）阴黄：茵陈 5 g，白术 10 g，附子 2 g，干姜 2 g，甘草 3 g，肉桂 1 g，薏米 5 g。

第八节　腹水

一、症状概述

腹水是指液体在腹腔内的病理性积聚＞ 200 mL。通常 1000 mL 以上才会出现明显的症状和体征。最常见的腹水病因依次为肝硬化、恶性肿瘤和结核性腹膜炎，三种病因共占全部腹水病例的 90%~95%。其他病因包括心源性、血管性、肾源性、营养不良性、内分泌性及结缔组织病相关性腹水等。

中医认为，腹水属于"鼓胀"范畴，多因肝、脾、肾三脏受损，气、血、水瘀积腹内所致，故以攻补兼施为治疗原则。

二、辨体质用药

体质	特点	症状	用药
平和体质	健康体质，不偏不倚，生病较少，即使生病也能很快康复	不易产生腹水	
气虚体质	平素容易疲乏，易出汗，气短，易感冒，身体沉重，体内水气运化失健，水湿停留体内，舌胖大，齿痕重	腹大胀满，面色苍黄，体倦	补中益气丸、扶正化瘀胶囊
阳虚体质	怕冷，尤其是下半身凉，易腹泻，或者出现上半身热、下半身凉的情况	腹大胀满，面色㿠白，脘闷纳呆，怕冷	附子理中丸、济生肾气丸、五苓散、金匮肾气丸
阴虚体质	缺水，口干，大便干燥，五心烦热	腹大胀满，形体消瘦，口干而燥，心烦失眠	六味地黄丸合一贯煎
痰湿体质	肥胖，大腹便便，易打鼾	腹大胀满，下肢浮肿，脘腹痞胀	实脾饮、臌症丸

续表

体质	特点	症状	用药
湿热体质	长痘,生疮,大便黏腻,舌苔黄腻	腹大坚满,烦热口苦,渴不欲饮	中满分消丸合茵陈蒿汤、茵陈五苓丸
血瘀体质	长斑,月经不调,心慌心悸	脘腹坚满,青筋暴露,胁下硬块,痛如针刺	调营饮、大黄䗪虫丸、鳖甲煎丸、扶正化瘀胶囊、复方鳖甲软肝片
气郁体质	郁闷,焦虑与抑郁很多时候一起存在	腹胀按之不坚,嗳气,胁下胀痛	柴胡疏肝散合胃苓汤、舟车丸
特禀体质	易过敏	腹大坚满	大柴胡丸

三、养生保健

1. 调摄饮食。一般肝腹水都是由肝硬化而来,在饮食方面更加要注重的是低盐、适度蛋白质、低脂肪饮食。平时多进食富含维生素的食物,选择便于消化的细软食物,同时要避免暴饮暴食,食物过烫,戒烟和戒酒,要注意食品安全,防止出现腹泻的情况。

2. 注意休息。肝硬化患者平时的睡眠时间应该保证 8 个小时以上,避免劳累,晚上应在 11 点前就开始睡觉了,工作量适度。

3. 提高免疫力。提高身体免疫力,有助于肝细胞的再生修复。生活中也要适度锻炼,保持良好的心态,增强体质,饮食可以多吃香菇、覆盆子、五味子、沙棘果等。

4. 预防感染。肝硬化患者抵抗力降低,容易发生感染,特别是肝硬化本身自发性腹水感染风险存在。所以,肝硬化患者要避免与传染病者的接触,传染病流行期间,也应少去公共场所。

5. 代茶饮:西瓜翠衣 10 g,白茅根 10 g,芦根 10 g,土茯苓 10 g,泽泻 10 g,茯苓 10 g,大腹皮 10 g。上述中药的药渣,用纱布包好,熨帖腹部,以健脾祛湿、行气利水,增强疗效。

第九节　消化道出血

一、症状概述

消化道出血是内科常见的急重症之一，需要立即到医院就诊。消化道出血常以屈氏韧带为界分为上消化道出血和下消化道出血。上消化道出血的常见原因包括消化性溃疡、急性胃黏膜损害（药物、酒精和应激）、食管胃底静脉曲张、胃癌、贲门撕裂症、门脉高压性胃病、血管发育异常、其他胃良恶性肿瘤等，还应注意少见的消化系统病因和全身性出血性疾病。下消化道出血的主要病因包括结肠癌、结肠和直肠息肉、结肠憩室、血管病（包括痔和血管畸形）、黏膜下肿物（平滑肌瘤或平滑肌肉瘤等）、克罗恩病、溃疡性结肠炎、白塞病、缺血性肠病、非甾体抗炎药相关的结肠溃疡、淋巴瘤、感染性结肠炎、放射性肠炎、直肠孤立性溃疡等。

中医认为，消化道出血属于"血证"范畴。多因热伤血络，气不摄血，或瘀血阻络等因素致血液不循经脉运行，溢于脉外所致，故以治火、治气、治血为治疗原则。

二、辨体质用药

体质	特点	症状	用药
平和体质	健康体质，不偏不倚，生病较少，即使生病也能很快康复	不易产生吐血	

续表

体质	特点	症状	用药
气虚体质	平素容易疲乏，易出汗，气短易感冒，身体沉重，体内水气运化失健，水湿停留体内，舌胖大，齿痕重	吐血缠绵不止，血色暗淡，或便血色红或紫暗，食少，体倦	归脾丸、益气止血颗粒、独参汤
阳虚体质	怕冷，尤其是下半身凉，易腹泻，或者出现上半身热、下半身凉的情况	血色暗淡，神疲乏力，腹部冷痛	金匮肾气丸、黄芪建中丸、附子理中丸、鹿角胶颗粒、右归丸
阴虚体质	缺水，口干，大便干燥，五心烦热	吐血或便血，口干，心烦	止血复脉合剂、阿胶口服液、大补阴丸
痰湿体质	肥胖，大腹便便，易打鼾	吐血或便血，腹胀，纳差	参苓白术散合益气止血颗粒
湿热体质	长痘，生疮，大便黏腻，舌苔黄腻	血色红或紫暗，口臭，大便黏，臭秽	泻心汤合十灰散、紫地宁血散、裸花紫珠片、犀角地黄汤、地榆散、槐角丸、脏连丸
血瘀体质	长斑，月经不调，心慌心悸	血色紫暗，胃脘刺痛，痛处固定	云南白药、云南红药胶囊、止血定痛片、三七片
气郁体质	郁闷，焦虑与抑郁很多时候一起存在	血色红或紫暗，两胁胀痛，烦躁易怒	柴胡舒肝丸、龙胆泻肝丸、蒲元和胃胶囊、愈胃胶囊
特禀体质	易过敏	吐血	小柴胡颗粒

三、养生保健

1.积极治疗原发病。如发生消化道出血，应立即就诊，由医生判断出血量大小、出血部位及原因，针对不同原因采取相应处理。

2.调摄饮食。对于消化性溃疡引起的出血，在出血间歇期，要做到生活有规律，饮食定时有节，切忌暴饮暴食，戒酒戒烟，不要饮用浓茶和咖啡。

3.消除不良的情绪，保持心情愉悦。

4.注意药物使用，应尽量少用或不用对胃有刺激性的药物，如必须使用，应加用保护胃黏膜的药物。同时定期体检，以便发现早期病变，及时治疗。

5.代茶饮：仙鹤草5g，三七5g，五灵脂5g。磨成粉，冲服。

编写者：陈贺　周丹

第三章　口腔疾病

第一节　口腔异味

一、疾病概述

口腔异味是指患者自觉口中有异味或味觉异常，也有人能嗅及异常气味，常见口苦、口臭、口咸、口甜、口酸、口淡、口辣、口腻等。口腔异味只是临床的一个症状。流行病学调查显示，中国口腔异味的患病率为27.5%，日本为25%，北美为50%。

西医认为口腔异味病因主分为口源性因素、全身因素、精神因素。口腔和耳鼻喉疾病占主要原因，其次一些消化系统疾病、呼吸系统疾病、肝肾疾病、肿瘤等也可造成口腔异味。如糜烂性胃炎、胃溃疡出现酸臭味，幽门梗阻、晚期胃癌出现臭鸭蛋味，肝昏迷出现泥土味、果味的肝臭味，糖尿病酮症酸中毒呼出丙酮味气体，尿毒症出现烂苹果味。另外，精神因素所致的口腔异味，多是因为他人态度推测出的假想性口腔异味。幽门杆菌可以产生硫化氢和甲硫醇气体，可导致胃源性的口腔异味。

中医认为口腔异味是五脏六腑功能失调的结果，主要与脾胃功能失调、情志不遂、劳累过度等因素有关。口酸多为木虚水盛,肝木的生发之气不足;口甜多为脾虚;口苦多为胆火和金气不降;口咸多为肾精不固;口辣多为金气不降,阴虚内热;口臭多为湿热内蕴;口淡多为寒湿较重;口腻多为湿邪化热。

二、临床诊断

根据患者主观感觉和外人可闻及的异常气味为主要诊断依据。患者还应进行必要的理化检查,如胃镜、幽门螺旋杆菌、鼻咽镜、血生化、血尿便常规检查,明确器质性或功能性疾病。

三、治疗方法

1. 西医治疗原则

(1)积极治疗原发病,如肿瘤、糖尿病、肝病等。

(2)保持口腔清洁,治疗口腔疾病。

(3)清除幽门螺旋杆菌。

(4)调整心态,针对性治疗心理卫生疾病。

(5)调整肠道菌群。

2. 中医治疗原则

口腔异味是人体五脏功能失调的外在表现,非独一脏之病所致。中医学认为,口为肺胃门户,脾气通于口,心系舌本,肝肾之脉循喉咙连舌体。脏腑病变导致口腔异味。

3. 分证论治

证型	症状	治法	中成药
胃肠湿热	口臭,胃脘胀满,食欲差,口渴不想喝水,身体沉重,大便黏滞不通畅,小便黄,舌红、苔黄腻,脉滑	清热化湿,理气通便	三九胃泰颗粒、枫蓼肠胃康颗粒

续表

证型	症状	治法	中成药
胃火炽盛	口气热臭，口舌生疮，脸红、唇红，心烦失眠，便秘，舌红，苔黄	清胃泻火	清胃黄连丸、白清胃散
食积内热	口臭，嗳气，上腹部胀满，放屁臭，舌苔垢腻，脉滑	消食导滞	大山楂丸、健胃消食口服液、保和丸
肝火犯胃	口臭，反酸，烧心，胃胀或疼痛，胸闷，气短，喜欢长出气，舌红，脉弦	清肝泻热	龙胆泻肝丸、加味左金丸
肺热雍盛	口臭，鼻塞喉痛，咳喘，咯痰稠厚，舌红，苔黄	清肺泻热	清肺消炎丸、清火栀麦片、羚羊清肺丸
肾虚热证	口臭，口干，口苦，手脚心热，舌红，脉数	滋阴补肾，清虚热	知柏地黄丸

4. 辨体质用药

体质	特点	症状	用药
平和体质	健康体质，不偏不倚，生病较少，即使生病也能很快康复	不易产生特殊口味	
气虚体质	平素容易疲乏，易出汗，气短，易感冒，身体沉重，体内水气运化失健，水湿停留体内，舌胖大，齿痕重。一般容易出现口中酸味、甜味，当心情长期不好，火比较大时，湿气郁而化热，则可以出现口苦、口臭	口甜、口酸、口苦、口臭、口淡	参苓白术散、五苓散、桂枝龙牡汤、龙胆泻肝丸补中益气丸

续表

体质	特点	症状	用药
阳虚体质	怕冷，尤其是下半身凉，易腹泻，或者出现上半身热、下半身凉的情况	口咸、口苦、口臭	金匮肾气丸、龙胆泻肝丸加桂枝茯苓丸
阴虚体质	缺水，口干，大便干燥，五心烦热	口苦	知柏地黄丸、玉女煎、丹栀逍遥丸
痰湿体质	肥胖，大腹便便，易打鼾	口甜、口腻	参苓白术颗粒、理中丸
湿热体质	长痘，生疮，大便黏腻，舌苔黄腻	口苦、口臭	龙胆泻肝丸、枳实导滞丸、
血瘀体质	长斑，月经不调，心慌心悸	口苦	丹栀逍遥丸加桂枝茯苓丸、速效救心丸
气郁体质	郁闷，焦虑与抑郁很多时候一起存在	口苦、口中金属味	逍遥丸、柴胡桂枝龙牡汤
特禀体质	易过敏	口苦	小柴胡颗粒

四、养生保健

漱口方：厚朴 20 g，佩兰 10 g，薄荷 5 g，300 mL 热水冲泡，频饮，口中保留尽量长的时间后咽下。

第二节 复发性口腔溃疡

一、疾病概述

复发性口腔溃疡是一种具有反复性、周期性、疼痛性、自限性等特征，病理上以口腔黏膜上皮完整性发生持续性缺损或破坏的口腔黏膜疾病，据统计以复发性口腔溃疡就诊的初诊患者占口腔黏膜病初诊患者的18.7%，"黄、红、凹、痛"为其典型的临床特征。

复发性口腔溃疡的病因仍不明，许多学者认为是由多种因素综合作用下导致溃疡的发生，包括外源性感染因素（细菌、病毒）及内源性因素（消化系统紊乱性疾病、激素紊乱、遗传因素、微量元素缺乏、微循环紊乱、心理环境因素、饮食生活习惯等）。

中医一般称该病为"口疮"，与心、脾、肝、肺、肾等均有关系。外感六淫（风热、湿邪及火邪等）、饮食不节、情志不畅是重要的发病因素。

二、临床诊断

1. 既往有口腔溃疡病史，病史至少2年反复发作，发作周期长短不一，但至少每月发作1次，持续时间多为7~14天，具有自限性。

2. 溃疡可发生于口腔任何部位，溃疡多成圆形或椭圆形，具有黄、红、凹、痛的临床特征，即病损面覆盖黄色假膜，周边有充血红晕带，中央凹陷，灼痛明显。

三、治疗方法

1. 西医治疗原则

由于现代人们快节奏生活，多选用使用方便、操作简单的剂型，因此喷剂、含片、凝胶、药膜、漱口水等外用药成为一种潮流治疗方法。如西地碘含片（华素片）、复方氯己定含漱液、利多卡因凝胶、外用重组人表皮生长因子凝胶等。对于症状较重，发作频繁者，可以联合全身综合治疗。

2. 中医治疗原则

中医学认为口疮的发病原因众多，外邪侵袭、饮食不节、忧思劳累、禀赋不足、脏腑功能失调等均为常见病因，热、火、湿、虚、瘀等病理因素内积脏腑，邪气循经上行至口舌唇龈部位，皮破肉溃而成疮疡。

3. 分证论治

证型	症状	治法	中成药
心脾积热	溃疡局部灼热疼痛，口干渴，心烦失眠，焦虑不安，便干尿赤，舌尖偏红，苔黄，脉数	清心泻脾，导热下行	导赤丸、黄连上清片 外用口腔溃疡散、珍黛散
胃火炽盛	溃疡周围充血发红，口中灼热疼痛，牙龈红肿出血，口臭、口干，渴喜凉饮，大便干结，小便黄赤，舌质红，舌苔黄而干，脉滑或数	清胃泻火，通腑泻热	清胃黄连丸、牛黄清胃丸 外用青黛散、双料喉风散
阴虚火旺	溃疡表浅，周围微红，易反复发作，隐痛或热痛，口渴不欲多饮，手足心热，盗汗，心悸，失眠，便干，舌质红，少苔，脉细数	滋阴降火，引火归元	六味地黄丸、知柏地黄丸、口炎清颗粒

续表

证型	症状	治法	中成药
脾虚阴火	溃疡多为灰白色，周边水肿，红晕色淡，隐隐作痛，腹胀，纳呆，大便偏稀，乏力，舌质淡或淡红，苔薄白，脉沉细弱	补益脾胃，升阳泻火	参苓白术散、补中益气丸
寒热错杂	溃疡色淡红，反复发作，隐痛，伴口干口苦，或咽痛，胃脘堵闷，知饥不食，食则腹胀，腹泻肠鸣，乏力，纳呆，舌质红，舌体胖大，舌苔黄腻或白腻，脉濡或滑	清热化湿，平调寒热	加味逍遥丸

4. 辨体质用药

体质	特点	症状	用药
平和体质	健康体质，不偏不倚，生病较少，即使生病也能很快康复	不易产生口腔溃疡	
气虚体质	平素容易疲乏，易出汗，气短，易感冒，身体沉重，体内水气运化失健，水湿停留体内，舌胖大，齿痕重	溃疡颜色淡红，基底呈黄色，溃疡较浅	参苓白术散补中益气丸
阳虚体质	怕冷，尤其是下半身凉，易腹泻，或者出现上半身热、下半身凉的情况	溃疡颜色淡白	金匮肾气丸、龙胆泻肝丸加桂枝茯苓丸
阴虚体质	缺水，口干，大便干燥，五心烦热	溃疡表浅，周围微红，易反复发作	知柏地黄丸、玉女煎、丹栀逍遥丸

续表

体质	特点	症状	用药
痰湿体质	肥胖，大腹便便，易打鼾，头沉头痛	溃疡数目少、面积较大，周围水肿，疮色淡红	参苓白术颗粒理中丸
湿热体质	长痘，生疮，大便黏腻，舌苔黄腻	溃疡颜色暗红肿痛	龙胆泻肝丸、枳实导滞丸、
血瘀体质	长斑，月经不调，心慌心悸	溃疡颜色暗，刺痛	丹栀逍遥丸加桂枝茯苓丸
气郁体质	郁闷，焦虑与抑郁很多时候一起存在	舌边或唇边溃疡，形状不规则	逍遥丸、四逆散
特禀体质	易过敏	溃疡反复不愈，常因环境、季节变化而发生溃疡	小柴胡颗粒

四、养生保健

1. 涂敷法：可选用西瓜霜、双料喉风散、锡类散外敷。

2. 含漱法

（1）北沙参含漱法：北沙参 15 g，黄柏 15 g，冰片 2 g，将上述药物开水冲泡 15 分钟后，每次倒出约 250 mL 含漱，含漱剩下约 100 mL 时，改为慢慢咽下，滋润口腔咽喉。

（2）黄连水含漱法：黄连 2~4 g，切碎，或研成细末，备用。含漱方法：将黄连放在干净茶杯或保温杯中，用沸水充满，把杯盖盖上。待开水变黄，水温适中时，即可含漱。每天含漱 3~10 次，视病情轻重而定。第 1 杯黄连水含漱完后，可用开水继续冲第 2 次。每次含漱后吐出药水。

（3）三黄水含漱法：生地黄、黄芩、黄柏各3 g，切碎，或研成细末，备用。含漱方法：基本方法同上。

3. 喷雾剂

（1）口腔炎喷雾剂：每日3或4次喷于患处，适用于各型口疮。

（2）金喉健喷雾剂：每日3或4次喷于患处，适用于各型口疮。

4. 代茶饮

（1）溃疡多集中在嘴唇部：藿香5 g，石膏30 g，防风5 g，栀子5 g。

（2）溃疡反复不愈，疮底颜色发白：半夏5 g，黄芩5 g，黄连5 g，党参5 g，炙甘草9 g，大枣5 g，干姜5 g，生甘草9 g。

（3）火较大，甚至小便热：升麻5 g，黄连5 g，当归9 g，生地5 g，丹皮5 g，石膏20 g，竹叶10 g。

（4）口腔溃疡，手足心热：熟地10 g，石膏30 g，知母5 g，牛膝5 g，麦冬10 g。

编写者：杨明

第四章 食管疾病

第一节 反流性食管炎

一、疾病概述

反流性食管炎是胃食管反流病中的一种，是指胃和十二指肠内容物反流进入食管的消化系统疾病，其典型临床症状包括烧心及反流，就是老百姓所说的泛酸水，同时还可能伴有吞咽困难、嗳气、胸骨后不适等不典型症状，除此之外，还会存在如慢性咽炎、哮喘、咳嗽、吸入性肺炎、牙蚀症等消化道外的症状。

反流性食管炎的病因及发病机制与以下功能的改变有关：食管下括约肌抗反流的屏障功能减弱，食管对胃反流物的廓清能力障碍；食管黏膜屏障功能的损害。此外，膈裂孔的弹簧夹作用减弱、食管裂孔疝存在、食管胃角变钝、小肠细菌过度增长等亦与本病有关。

反流性食管炎属中医学"吞酸""痞满"等范畴，中医学认为脾胃是人体气机升降的枢纽，脾胃升降气机失常，则导致胃气上逆，酸水横行，就会出现"吐酸"的症状。反流性食管炎的发病与个人体质、情志、饮食等因素密切相关，先天体质虚弱、禀赋不足为本病的发病基础，脾胃位居中焦，为人体气机升降的枢纽，脾主运化，胃主受纳，反流性食管炎的病机为气机的升降失常，胃气上逆，胃失和降。病位主要在食管，与五脏都有关系，但与脾胃肝胆等关系密切。

二、临床诊断

反流性食管炎的诊断标准为具有典型的胃食管反流病的症状，如明显的烧心、反酸和胸骨后疼痛等，同时胃镜检查有食管炎的表现即可诊断为反流性食管炎。因此，反流性食管炎可根据症状及胃镜检查为诊断。

三、治疗方法

1. 西医治疗原则

抑制胃酸，增强抗反流屏障功能。主要应用的药物有抑酸药物、促动力药物、黏膜保护剂及抗焦虑、抑郁药物。药物治疗效果不佳者尚可考虑内镜下治疗或抗反流手术治疗。

2. 中医治疗原则

《胃食管反流病中医诊疗专家共识意见（2017）》将本病分为6个证型，分别是肝胃郁热、胆热犯胃、气郁痰阻、瘀血阻络、中虚气逆、脾虚湿热。治疗原则以和胃降逆、制酸清热为主。

3. 分证论治

证型	症状	治法	中成药
肝胃郁热	烧心，反酸，胸骨后或胃脘部烧灼样疼痛，心烦易怒，嘈杂不适，口干口苦，大便干结，舌红苔黄，脉弦或数	疏肝泄热，和胃降逆	加味左金丸、胆胃康胶囊

续表

证型	症状	治法	中成药
胆热犯胃	烧心，反酸，胸骨后或胃脘部疼痛，每因情志因素而发作，胃脘胀闷，连及两胁，胸闷喜太息，嗳气频频，大便不畅，舌质淡红，苔薄白，脉弦	疏肝利胆，和胃降逆	胃苏颗粒、气滞胃痛颗粒、甘海胃康胶囊
气郁痰阻	吞咽不利，咽中如有物梗阻，每因情志不畅而加重，时有烧心反酸，嘈杂不适，时有咽痒咳嗽或有痰鸣气喘发作，食欲不振，大便不爽，舌淡苔薄白，脉弦或滑	理气化痰，和胃降逆	木香顺气丸、沉香顺气丸
瘀血阻络	胸骨后或胃脘部刺痛，脘腹胀满，或有吐血黑便，偶有烧心反酸，嗳气不舒，形体消瘦，吞咽困难，舌质紫暗或有瘀斑，脉涩	理气活血，和胃降逆	元胡止痛片
中虚气逆	反酸或泛吐清水，嗳气，胃脘隐痛，胀满，食欲不振，神疲乏力，大便溏薄，舌淡，苔薄，脉细弱	疏肝理气，健脾和胃	参苓白术颗粒
脾虚湿热	餐后反酸，饱胀，胃脘灼痛，胸闷不舒，不欲饮食，大便溏滞，舌红，苔黄腻，脉细滑数	清热化湿，健脾和胃	甘海胃康胶囊

4. 辨体质用药

体质	特点	症状	用药
平和体质	健康体质，不偏不倚，生病较少，即使生病也能很快康复	不易出现反流性食管炎	

续表

体质	特点	症状	用药
气虚体质	平素容易疲乏，易出汗，气短，易感冒，身体沉重，体内水气运化失健，水湿停留体内，舌胖大，齿痕重	反酸、烧心，神疲乏力	参苓健脾颗粒
阳虚体质	怕冷，尤其是下半身凉，易腹泻，或者出现上半身热、下半身凉的情况	反酸，泛吐清水	附子理中丸
阴虚体质	缺水，口干，大便干燥，五心烦热	反酸烧心，胃脘嘈杂，五心烦热	养胃舒颗粒
痰湿体质	肥胖，大腹便便，易打鼾	吞咽不利，咽中如有异物，食欲不振	木香顺气丸
湿热体质	长痘，生疮，大便黏腻，舌苔黄腻	餐后反酸，胃脘灼痛	甘海胃康胶囊
血瘀体质	长斑，月经不调，心慌心悸	胃脘刺痛，形体消瘦	元胡止痛片
气郁体质	郁闷，焦虑与抑郁很多时候一起存在	烧心、反酸随情志变化加重	气滞胃痛颗粒
特禀体质	易过敏	皮疹、口苦	小柴胡颗粒

四、养生保健

对于反流性食管炎的患者，首先要做到保持心情愉悦，要正确地认识和对待这个疾病，避免摄入辛辣刺激性的食物，同时要注意加强锻炼，要在阳光下多运动，使身体微微汗出。

第二节 食管裂孔疝

一、疾病概述

食管裂孔疝是指腹腔内脏器通过食管裂孔突入胸腔所致的疾病。临床表现为胸骨后烧灼样疼痛、吞咽困难、贫血等。根据流行病学调查，其发病率与年龄呈正相关，在 40 岁以下人群中发病率小于 9%，而在 50 岁以上人群中，其发病率可高达 38%。

食管裂孔疝的病因及发病机制包括裂孔周围组织和膈食管膜弹性组织萎缩，如年龄增长退行性变所致、慢性疾病所致和先天性横膈角发育不良等导致食管裂孔增宽及周围韧带松弛，无法正常固定食管及贲门等导致发病。除此之外，腹内压力升高和胃内压力升高，如肥胖、妊娠后期、剧烈呕吐、腹水、腹部巨大肿瘤、剧烈咳嗽、暴饮暴食和频繁呃逆等，也会使胃的上部易被推入食管裂孔而发病。

食管裂孔疝属中医学"胃脘痛""胃痞""噎证""呕吐"等范畴，本病的病位在食管，属胃气所主，与肝、胆、脾、胃等脏腑关系密切，食道为饮食入胃之必经门户。脾主运化，胃主收纳腐熟水谷，二者互为表里，共主升降。肝主疏泄，胃失和降，可累及肝脾；肝脾不和，亦牵涉至胃。本病病因，先天者多因身体禀赋不足，证型多以虚证为主；后天因素可分为情志因素、饮食失节及劳倦过度。本病病机虚实夹杂，且多互相转化。

二、临床诊断

包括反酸、烧心、与进食有关的胸骨后疼痛等临床表现，食管 X 线及上消化道钡餐检查显示裂孔疝的直接和间接征象，内镜检查存在裂孔疝表现，CT 检查显示疝的位置等进行诊断。因此，食管裂孔疝可根据症状、影像学检查诊断。

三、治疗方法

1.西医治疗

包括一般治疗：少食多餐，控制进食速度，以高蛋白、低脂饮食为主，避免过凉、过热及甜酸辛辣等刺激性食物及较难消化的食物等；药物治疗：以抑酸、胃黏膜保护剂、促动力药物等；手术治疗则旨在通过恢复食管、膈肌及相关腹腔脏器的正常结构及功能，改善或消除并发症，达到治愈食管裂孔疝的目的。

2.中医治疗原则

以辛开苦降、和胃降逆为主要治则,兼以疏肝健脾、寒热并用、利湿化痰、解痉化瘀等治法，临床疗效显著。

3.分证论治

证型	症状	治法	中成药
肝胃不和	胸痛，烧心，胸胁胀满，嗳气反酸，嘈杂易饥，舌红苔薄白或腻，脉弦	疏肝理气，和胃降逆	加味左金丸、柴胡疏肝散、气滞胃痛颗粒
脾胃湿热	胸胁胀痛，烧心，口苦口干，食少纳呆，嗳气反酸，身重困倦，小便短黄，舌红苔黄腻，脉滑或数	健脾和胃，清热利湿	龙胆泻肝丸
脾胃虚寒	形体消瘦，嗳气反酸，胸胁胀满，胃痛隐隐，喜温喜按，动则汗出，神疲纳呆，四肢乏力，大便溏薄，舌淡苔薄，脉细弱	温中散寒，健脾和胃	小建中颗粒

续表

气郁痰阻	胸痛，胸胁胀满，吞咽困难，烧心，呕吐痰涎，嗳气呃逆，情绪舒畅可减轻，舌红苔白腻，脉弦滑	行气化痰，开郁散结	半夏厚朴丸、梅核气丸
气虚血瘀	胸痛，干呕频频，胸胁胀满，固着不移，甚及后背，呕血或黑便，烧心反酸，神疲纳呆，少气懒言，舌质紫暗或有瘀斑，脉涩	益气活血，化瘀止痛	血府逐瘀胶囊

4.辨体质用药

体质	特点	症状	用药
平和体质	健康体质，不偏不倚，生病较少，即使生病也能很快康复	不易产生食管裂孔疝	
气虚体质	平素容易疲乏，易出汗，气短，易感冒，身体沉重，体内水气运化失健，水湿停留体内，舌胖大，齿痕重	胸骨痛，反酸、烧心，神疲乏力	参苓健脾颗粒、补中益气丸
阳虚体质	怕冷，尤其是下半身凉，易腹泻，或者出现上半身热、下半身凉的情况	胸骨隐痛，怕冷，泛酸，泛吐清水	附子理中丸、温胃舒颗粒
阴虚体质	缺水，口干，大便干燥，五心烦热	胸骨灼痛，反酸烧心，胃脘嘈杂，五心烦热	养胃舒颗粒
痰湿体质	肥胖，大腹便便，易打鼾	胸胁胀满，吞咽不利，咽中如有异物，食欲不振，苔腻，舌体胖大	木香顺气丸，梅核气丸，半夏厚朴丸

续表

体质	特点	症状	用药
湿热体质	长痘，生疮，大便黏腻，舌苔黄腻	餐后反酸,胸骨痛,胃脘灼痛	甘海胃康胶囊，龙胆泻肝丸、枳实导滞丸
血瘀体质	长斑，月经不调，心慌心悸	胸骨隐痛，烧心，胃脘刺痛，形体消瘦	血府逐瘀胶囊
气郁体质	郁闷，焦虑与抑郁很多时候一起存在	胸胁胀痛，烧心、反酸随情志变化加重	气滞胃痛颗粒、柴胡疏肝散
特禀体质	易过敏	皮疹、口苦	小柴胡颗粒

四、养生保健

1. 对于食管裂孔疝的患者，在日常生活中，应尽量做到少食多餐，控制进食速度，以高蛋白、低脂饮食为主，避免辛冷、过热及甜酸辛辣等刺激性食物及较难消化的食物等，避免餐后平卧，避免主动及被动吸烟，不饮酒。

2. 避免弯腰、呕吐、剧烈活动等增加腹内压的因素；睡眠时头颈部处于高位，卧位时抬高床头。

3. 肥胖者应设法减轻体质量，有慢性咳嗽、长期便秘者应设法治疗。

4. 每天推腹，从上往下 300 次，顺时针 300 次，增强消化道的顺应性。

编写者：张彬 刘文泽

第五章 慢性肝病

第一节　病毒性肝炎

一、疾病概述

病毒性肝炎是由多种嗜肝病毒引起的常见传染病，具有传染性强、传播途径复杂、流行面广泛、发病率较高等特点。肝炎临床上主要表现为乏力、食欲减退、恶心、呕吐、肝脾肿大及肝功能损害，部分病人可有黄疸和发热。有些患者出现荨麻疹、关节痛或上呼吸道症状。病毒性肝炎分甲型、乙型、丙型、丁型和戊型肝炎五种。急性肝炎病人大多在 6 个月内恢复，乙型、丙型和丁型肝炎易变为慢性，少数可发展为肝硬化，极少数患者发展为重症。慢性乙型、丙型肝炎与原发性肝细胞癌的发生有密切关系。流行病学调查显示，乙型肝炎病毒（HBV）感染世界性流行，但不同地区 HBV 感染的流行强度差异很大。据 WHO 报道，全球约有 2.57 亿慢性 HBV 感染病人，每年约有 88.7 万人死于 HBV 感染相关疾病，其中因肝硬化和原发性肝细胞癌的死亡分别占 52% 和 38%。现代医学认为，HBV 病毒引起的免疫应答是导致肝细胞损伤及炎症坏死的主要机制，而炎症坏死持续存在或反复出现，是慢性 HBV 感染者进展为肝硬化甚至肝癌的重要因素。

中医认为慢性乙型病毒性肝炎是由湿热疫毒隐伏，正气不能抗邪所致，其病变不仅涉及肝，且多乘胃、克脾、累肾。起病初期为肝气郁结，血行缓滞，气机受阻，脏腑功能失调，病变日久脾胃亦受累。

二、临床诊断

慢性病毒性肝炎疾病依靠症状、体征、影像学、实验室检查作为诊断依据，例如肝炎病毒标志物检测、肝功能、血小板、凝血常规、腹部 CT 及 MRI 等。其诊断主要以肝炎病毒标志检测为主，如乙肝是表面抗原（+），结合乙肝 DNA。丙肝是丙肝抗体（+），同时结合丙肝 RNA。甲肝、戊肝是 I gM（+）。慢性乙型病毒性肝炎病程发展缓慢，有家族聚集倾向，临床常表现为无症状或症状轻微，但到中晚期时可出现肝区疼痛、食欲减退、腹胀、乏力、黄疸等。丙型肝炎一般有血液的传播、接触史。甲肝和戊肝都是消化道传播性疾病。它们的主要区别是：甲肝主要好发于儿童和青少年，其临床症状比较轻，肝功能损害也不是很重，注意休息、清淡饮食就可以；戊肝主要好发于成年人，大部分戊肝患者的肝功能损害会比较重，胆红素和转氨酶都会明显的升高。

三、治疗方法

1. 西医治疗原则

主要针对不同的病因和危险因素，包括病因治疗、控制饮食、运动疗法和药物治疗，在药物治疗上运用改善和恢复肝功能的护肝药、降酶药、退黄药、调节免疫抑制剂、抗肝纤维化药以及抗病毒治疗，其中以抗病毒治疗为主体。

2. 中医治疗原则

该证属本虚标实，脾胃亏虚为本，痰浊瘀血为标。因此治疗上应标本兼顾，调治肝脾胃，兼以清利湿热、活血化瘀、祛痰散结。

3. 分证论治

证型	症状	治法	中成药
肝胆湿热	纳差食少，口干口苦，困重乏力，小便黄赤，大便溏或黏腻不爽，或伴胁肋不适，恶心干呕；或伴身目发黄，舌红，苔黄腻，脉弦数或弦滑数	清热利湿，清利肝胆	龙胆泻肝丸、茵栀黄颗粒、强肝片、当飞利肝宁胶囊、澳泰乐、降酶灵胶囊、胁腹宁颗粒、毒消肝清丸
肝郁脾虚	胁肋胀闷，抑郁不舒，倦怠乏力，腹痛欲泻腹胀不适，食欲不振，恶心欲吐，时欲太息，舌质淡红，苔薄白或白，边有齿痕，脉弦细	疏肝解郁，健脾理气	逍遥丸、安络化纤丸、强肝片、复肝宁片、肝爽颗粒、肝达康颗粒
肝肾阴虚	胁肋隐痛，绵绵不休，目干，目花。易疲劳，易怒，烦躁，腰膝酸软，耳鸣，健忘失眠，舌质红，苔少，脉沉细	滋阴柔肝，补肾养血	扶正化瘀胶囊、复方益肝灵胶囊
脾肾阳虚	胸胁隐痛，下利清谷，或泄泻滑脱，或五更泄泻，畏寒肢冷，小腹冷痛，腰膝酸软，小便不利，面色㿠白，或面目肢体浮肿，舌淡胖，苔白滑，脉沉细	益气健脾，温阳补肾	复方木鸡颗粒
瘀血阻络	面色晦暗，纳呆，腹胀，颊部赤缕，鱼际发红，上身血痣，急躁易怒，胁部刺痛或胀痛，固定不移，尿色深黄，胁下癥积，巩膜晦黄，口唇暗紫，舌质紫暗，偶见瘀斑，舌苔薄或白腻，脉弦涩、沉弦或沉弦细	活血化瘀，通络止痛	大黄䗪虫丸，血脂康片、护肝宁胶囊
肝郁气滞	肝区不适，两胁胀痛，抑郁烦闷，胸闷、喜叹息，时有嗳气，纳食减少，大便不调，月经不调，乳房胀痛，舌质红，苔白而薄，脉弦滑或弦细	疏肝解郁，理气止痛	柴胡舒肝丸、护肝片

4.辨体质用药

体质	特点	症状	用药
平和体质	健康体质，不偏不倚，生病较少，即使生病也能很快康复	不易产生肝硬化	
气虚体质	平素容易疲乏，易出汗，气短，易感冒，身体沉重，体内水气运化失健，水湿停留体内，舌胖大，齿痕重	腹部积块硬痛，胁肋疼痛，消瘦脱形，周身乏力	扶正化瘀胶囊、强肝胶囊、安络化纤丸、肝复康丸
阳虚体质	怕冷，尤其是下半身凉，易腹泻，或者出现上半身热、下半身凉的情况	腹部胀疼，胁肋疼痛，遇冷加重	附子理中丸、金匮肾气丸、济生肾气丸、复方木鸡颗粒
阴虚体质	缺水，口干，大便干燥，五心烦热	胁肋隐隐作痛，潮热汗出	一贯煎颗粒、扶正化瘀胶囊、六味五灵片、复方木鸡颗粒
痰湿体质	肥胖，大腹便便，易打鼾	腹部胀满，胁肋疼痛胸膈满闷，食欲不振，舌体胖大	双虎清肝颗粒，茵栀黄口服液，当飞利肝宁胶囊，复方益肝灵胶囊，护肝宁胶囊，茵莲清肝颗粒，强肝片，壳质胶囊，益肝乐颗粒
湿热体质	长痘，生疮，大便黏腻，舌苔黄腻	腹部胀满，头身困重，胁肋胀痛	龙胆泻肝汤、愈肝龙胶囊、茵栀黄颗粒、
血瘀体质	长斑，月经不调，心慌心悸	腹部肿大，胁肋疼痛固定不移	大黄䗪虫丸、鳖甲煎丸、桂枝茯苓丸、复方鳖甲软肝片

续表

体质	特点	症状	用药
气郁体质	郁闷，焦虑与抑郁很多时候一起存在	腹部肿大，胁肋胀痛，情绪激动后加重	和络舒肝胶囊、九味肝泰胶囊、护肝片、柴胡舒肝散、丹栀逍遥散
特禀体质	易过敏	腹部肿大，胁肋疼痛	小柴胡颗粒

四、养生保健

1.病毒性肝炎患者应该保证充足的休息，调节好情绪，避免心理压力过大。

2.养成良好的生活习惯，不饮酒。饮食宜清淡易消化，予高蛋白、低脂肪、适量糖类等食物，例如牛肉、鸡胸脯肉、鱼肉、冬瓜、黄瓜、丝瓜、白萝卜、紫菜、韭菜、海带等。

3.通过适当体育锻炼可以提高患者的抵抗能力和免疫力，例如肝功能稳定的病人可以进行太极、八段锦、快走、骑自行车等较为舒缓的运动，病毒抑制、肝脏质地良好的病人也可以尝试打羽毛球等稍微剧烈的运动，但对于肝功能不正常及病情较重的患者，还是要以休息为主。

4.其他治法

（1）中药封包疗法：把清热利湿、解毒通络的中药（茵陈 30 g、栀子 15 g、大黄 5 g、红花 20 g、赤芍 30 g、甘草 15 g、肝炎草 30 g、大青叶 10 g）装入纱布袋中，煎煮 20 分钟，将装满药的纱布袋放至温热，外敷于肝区疼痛处，每日 1~2 次。如想保持温度长久，可配合理疗仪红外线照射。治疗时注意温度适宜，避免烫伤，封包药物可反复多次使用。

（2）肝病治疗仪：迅速改善肝脏微循环（活血化瘀，疏通肝络）。有效改善凝血机制异常，促进白蛋白合成，改善肝炎预后。减轻肝病症状，调节免疫状态，缩短康复周期。

（3）中药辨证保留灌肠结肠透析疗法：选择泻下排毒方药制成的水煎液，进行肠道清洗、结肠透析、中药灌肠等，每周进行1次，可排除肠道毒素，减少吸收入血，减轻肝脏负担。

5.坚持定期复查。

编写者：申巧慧

第二节　酒精性肝炎

一、疾病概述

酒精性肝炎是由于长期大量饮酒所导致的肝脏疾病。初期通常表现为脂肪肝，进而可发展成酒精性肝炎、肝纤维化和肝硬化，严重酗酒时可诱发广泛肝细胞坏死甚或肝功能衰竭。

21世纪初，南方及中西部省份流行病学调查显示，中国饮酒人群扩增至30.9%~43.4%，普通成人酒精性肝病患病率为4.3%~6.5%。酒精性肝病占同期肝病住院患者的比例在不断上升，酒精所致的肝脏损害已经在中国成为一个不可忽视的问题。西医认为酒精性脂肪性肝炎的致病因素较为单一，多为酗酒所致。种族、遗传以及个体差异也是导致酒精性肝炎的重要因素。饮酒后乙醇主要经过肝脏代谢，乙醇对肝损伤的机制尚未完全阐明，主要由于乙醇在肝脏的中间代谢产物引起氧应激和脂质过氧化对肝脏细胞产生损伤。

中医认为本病的病因多为嗜酒，病机归为肝失疏泄，脾失健运，湿热内蕴，痰浊内结，瘀血阻滞，形成痰、湿、瘀互结，痹阻肝脏脉络。本病病位在肝，涉及脾肾，因此治疗上应重在疏肝健脾、化痰祛湿。

二、临床诊断

酒精性肝炎临床上常无症状，可有乏累、右上腹胀痛或不适，严重者可出现低热、黄疸、肝脾肿大并触痛，也可有并发急性肝衰竭的表现。主要的诊断标准是有长期饮酒史，一般超过 5 年，折合乙醇量：男性 ≥ 40 g/d，女性 ≥ 20 g/d；或 2 周内有大量饮酒史，折合乙醇量 > 80 g/d，但应注意性别、遗传易感性等因素的影响。临床症状为非特异性，可无症状，或有右上腹胀痛、食欲不振、乏力、体重减轻、黄疸等，随着病情加重，可有神经精神症状、蜘蛛痣、肝掌等表现。同时还要排除嗜肝病毒感染以及药物、中毒性肝损伤和自身免疫性肝病等。因此，酒精性肝炎疾病依靠症状、体征、影像学、实验室检查作为诊断依据，如肝炎病毒标志物检测、肝功能、血脂、血常规、腹部 CT 及 MRI 等。

三、治疗方法

1. 西医治疗原则

戒酒和营养支持，减轻酒精性肝病的严重程度；改善已存在的继发性营养不良和对症治疗酒精性肝硬化及其并发症。

2. 中医治疗原则

疏肝理气、活血化瘀、补气健脾、调补肝肾是本病的治疗原则，疏肝清热除湿是本病的重要方法。

3. 分证论治

证型	症状	治法	中成药
肝郁气滞	肝区不适，两胁胀痛，抑郁烦闷，胸闷，喜叹息，或伴有纳食减少，时有嗳气，或大便不调，或月经不调，舌质红，苔白而薄，脉弦滑或弦细	疏肝解郁，理气止痛	护肝胶囊、逍遥丸
肝郁脾虚	两胁胀痛或隐痛，可因情志变化而增减，胸闷腹胀，纳少口苦，倦怠乏力，便溏，舌苔薄白，脉弦	疏肝解郁，健脾理气	利肝隆片、安络化纤丸、血脂康胶囊、逍遥丸
肝胆湿热	胃脘痞闷，口苦口黏、口干不欲饮，恶心厌油，食少纳差，胁肋隐痛，腹部胀满，大便黏腻不爽或臭秽，或身目发黄，舌红苔黄腻，脉弦滑数	清利肝胆，清热利湿	益肝灵滴丸、双虎清肝颗粒、龙胆泻肝丸、当飞利肝宁胶囊、强肝片、壳脂胶囊
痰浊内阻	脘腹痞闷，兼形体肥胖，腰酸膝软，纳差，肝区钝痛，便溏不爽，舌苔白腻，脉滑或弦滑	化痰降浊，理气活血	安络化纤丸
痰瘀互结	胁肋刺痛，痛有定处，痛处拒按，入夜痛甚，肋下或见癥积，形体消瘦，面色晦暗，或伴有胃脘痞闷，或吐痰涎，或四肢沉重，舌质紫暗，脉象沉涩	活血化瘀，祛痰散结	安络化纤丸、血脂康胶囊、荷丹片、壳脂胶囊、复方鳖甲软肝片
肝肾阴虚	胁肋隐痛，悠悠不休，口干咽燥，心中燥热，头晕目眩，腹胀，腰酸乏力，尿黄，舌红少苔，脉沉弦而数	益肝肾，清虚热	复方益肝灵胶囊、泰脂安胶囊、壳脂胶囊
肝脾不和	胁痛，随情志因素波动，脘痞嗳气，纳呆，舌苔多薄白，脉弦	柔肝理气，健脾补虚	茵莲清肝颗粒

4.辨体质用药

体质	特点	症状	用药
平和体质	最健康的，不偏不倚，生病较少，即使生病也能很快康复	不易产生特殊症状	
气虚体质	平素容易疲乏，易出汗，气短，易感冒，身体沉重，体内水气运化失健，水湿停留体内，舌胖大，齿痕重	腹部积块硬痛，胁肋疼痛，消瘦脱形，周身乏力	血脂康胶囊、利肝隆片、安络化纤丸、逍遥丸、香砂六君子汤、肝复康丸
阳虚体质	怕冷，尤其是下半身凉，易腹泻，或者出现上半身热、下半身凉的情况	腹部胀痛，胁肋疼痛，遇冷加重	附子理中丸、金匮肾气丸、济生肾气丸、复方木鸡颗粒
阴虚体质	缺水，口干，大便干燥，五心烦热	胁肋隐隐作痛，手足心热，视物眼花	复方益肝灵胶囊、泰脂安胶囊、壳脂胶囊
痰湿体质	肥胖，大腹便便，易打鼾	腹部胀满，胁肋疼痛，舌体胖大	安络化纤丸、血脂康胶囊、荷丹片、壳脂胶囊、复方鳖甲软肝片
湿热体质	长痘，生疮，大便黏腻，舌苔黄腻	腹部胀满，头身困重，胁肋胀痛，阴囊潮湿	益肝灵滴丸、双虎清肝颗粒、龙胆泻肝丸、当飞利肝宁胶囊、强肝片、壳脂胶囊
血瘀体质	长斑，月经不调，心慌心悸	腹部肿大，胁肋疼痛固定不移	大黄䗪虫丸、鳖甲煎丸、桂枝茯苓丸、软肝片
气郁体质	郁闷，焦虑与抑郁很多时候一起存在	腹部肿大，胁肋胀痛，情绪激动后加重	护肝胶囊、柴胡舒肝散、丹栀逍遥散

续表

体质	特点	症状	用药
特禀体质	易过敏	腹部肿大，胁肋疼痛	小柴胡颗粒

四、养生保健

1. 减少饮酒，最好是严格戒酒，这是最有效的方法。

2. 养成良好的生活习惯，饮食宜清淡易消化。忌滥服药物，忌吃过硬食物，忌情绪悲观，忌食辛辣食物，忌食盐过量，多食大蒜、木瓜、西兰花以保护肝脏。

3. 适度运动，控制体重，每周进行中等强度的运动，如游泳、骑车、慢跑等不低于 3 次。

4. 酒精性脂肪性肝病患者应该保证充足的休息，调节好情绪，避免心理压力过大。

5. 坚持定期复查。此病较严重，应当坚持治疗，定期复查肝功能、血小板、凝血常规、腹部 CT 等常规检查。

6. 其他疗法

（1）中药封包疗法：把解酒毒、化痰湿、清肝火的中药（葛根 20 g、茵陈 20 g、赤芍 20 g、五味子 20 g、栀子 20 g、大黄 10 g）装入纱布袋中，煎煮 20 分钟，将装满药的纱布袋放至温热，外敷于肝区疼痛处，每日 1~2 次。如想保持温度长久，可配合理疗仪红外线照射。治疗时注意温度适宜，避免烫伤，封包药物可反复多次使用。

（2）肝病治疗仪（生物反馈疗法及红光治疗）：迅速改善肝脏微循环(活血化瘀，疏通肝络)，显著降低门静脉高压，减轻脾亢进，阻止或逆转肝硬化。有效改善凝血机制异常，促进白蛋白合成，改善肝硬化预后，减轻肝病症状，调节免疫状态，缩短康复周期。

（3）中药辨证保留灌肠结肠透析疗法：选择泻下排毒方药制成的水煎

液，进行肠道清洗、结肠透析、中药灌肠等，每周进行 1 次，可排除肠道毒素，减少吸收入血，减轻肝脏负担。

编写者：申巧慧　肖丹丹

第三节　代谢相关脂肪性肝病

一、疾病概述

代谢相关性脂肪性肝病曾用名为非酒精性脂肪性肝病，发病机制是与胰岛素抵抗和遗传易感密切相关的代谢应激性肝损伤，病理学改变与酒精性肝病相似，但无过量饮酒。代谢相关性脂肪性肝病是代谢综合征的重要组分，肥胖、血脂紊乱、糖尿病和代谢综合征是其肯定的危险因素。临床诊断标准为存在肝细胞脂肪病变的影像学或组织学依据，并能除外过量饮酒、药物或遗传性疾病等可导致肝脂肪变的其他原因。少数患者可有乏力、右上腹轻度不适、肝区隐痛或上腹胀痛等非特异性症状。严重脂肪性肝病可出现黄疸、食欲不振、恶心、呕吐等症状。流行病学调查代谢相关脂肪性肝病是全球最常见的慢性肝病，普通成人代谢相关脂肪性肝病的患病率为 6.3%~45.0%，其中 10%~30% 为代谢相关脂肪性肝炎。代谢相关脂肪性肝病是欧美等西方发达国家肝功能酶学异常和慢性肝病最常见的原因。在我国来自上海、北京等地区的流行病学调查显示 10 年间普通成人经 B 超诊断的代谢相关脂肪性肝炎患病率从 15% 增加到了 31% 以上。西医认为，肥胖、2 型糖尿病以及代谢功能障碍是单独或共同成为代谢相关性脂肪性肝病最常见的易感因素，被称为原发性因素，营养不良、胃肠道术后、全胃肠外营养、药物、工业毒物及环境因素也可导致本病，被称为继发因素。

中医认为代谢相关脂肪性肝病是因肝失疏泄，脾运失健，肾失气化，导致湿热内蕴，聚而化痰，痰浊阻络，气血郁滞，最终痰瘀搏结于肝脏脉络，本病病机虚实夹杂，寒热错杂，与多个脏腑有关，但不同学者对其中的虚实、寒热侧重各有认识。

二、临床诊断

代谢相关脂肪性肝病临床上常无症状表现。少数患者可有乏力、右上腹轻度不适、肝区隐痛或上腹胀痛等非特异性症状。严重脂肪性肝病可出现黄疸、食欲不振、恶心、呕吐等症状。其体征可有肝区压痛，常规体检部分患者可发现肝脏肿大。发展至肝硬化失代偿期则其临床表现与其他原因所致肝硬化相似。在临床上诊断标准基于肝活检组织学或影像学甚至血液生物标志物提示存在脂肪肝，同时满足以下三项条件之一：超重/肥胖、2型糖尿病、代谢功能障碍；规定存在至少两项代谢异常风险因素者为代谢功能障碍；除外病毒性肝炎、药物性肝病、全胃肠外营养、肝豆状核变性、自身免疫性肝病等可导致脂肪肝的特定疾病。因此，代谢相关脂肪性肝病依靠症状、体征、影像学、病理学实验室检查作为诊断依据，例如肝功能、血小板、凝血常规、腹部CT及MRI等。

三、治疗方法

1. 西医治疗原则

主要针对不同的病因和危险因素，包括病因治疗、饮食控制、运动疗法和药物治疗。

2. 中医治疗原则

本病的病因多为饮食不节、劳逸失度、情志失调、久病体康、禀赋不足。本病的病理基础与痰、湿、浊、瘀、热等有关。病位在肝，涉及脾、胃、肾等脏腑。证属本虚标实，脾肾亏虚为本，痰浊瘀血为标。因此治疗上应标本兼顾，调治肝脾肾，兼以清利湿热，活血化瘀，祛痰散结。

3. 分证论治

证型	症状	治法	中成药
肝郁气滞	肝区不适，两胁胀痛，抑郁烦闷，胸闷、喜叹息，时有嗳气，纳食减少，大便不调，月经不调，乳房胀痛，舌质红，苔白而薄，脉弦滑或弦细	舒肝解郁，理气止痛	柴胡舒肝丸、胆宁片、护肝片
肝郁脾虚	腹痛欲泻，腹胀不适，食欲不振，胁肋胀闷，抑郁不舒，倦怠乏力，恶心欲吐，时欲太息，舌质淡红，苔薄白或白，边有齿痕，脉弦细	舒肝解郁，健脾理气	逍遥丸、安络化纤丸
痰湿内阻	体态肥胖，右胁肋不适或胀闷，周身困重，大便黏腻不爽，脘腹胀满，倦怠乏累，食欲不振，头晕恶心，舌质淡，舌苔白腻，脉沉滑	祛湿、健脾、益气	桑葛降脂丸
湿热蕴结	右胁肋部胀痛，周身困重，脘腹胀满或疼痛，大便黏腻不爽，身目发黄，小便色黄，口中黏腻，口干口苦，舌质红，舌苔黄腻，脉弦滑或濡数	清热解毒，利湿化浊	复方木鸡颗粒、当飞利肝宁胶囊、化滞柔肝颗粒、双虎清肝颗粒、茵栀黄口服液、复方益肝灵胶囊、护肝宁胶囊、茵莲清肝颗粒、强肝片、壳脂胶囊、水飞蓟宾胶囊、益肝乐颗粒
痰瘀互结	胁肋刺痛或钝痛，胁下痞块，面色晦暗，形体肥胖，胸脘痞满，咯吐痰涎，纳呆厌油，四肢沉重，舌质暗红、有瘀斑，舌体胖大，边有齿痕，苔腻，脉弦滑或涩	活血化瘀，祛痰散结	大黄蟅虫丸、血脂康片、护肝宁胶囊、绞股蓝总苷片

4. 辨体质用药

体质	特点	症状	用药
平和体质	健康体质，不偏不倚，生病较少，即使生病也能很快康复	不易产生肝硬化	
气虚体质	平素容易疲乏，易出汗，气短，易感冒，身体沉重，体内水气运化不灵，水湿停留体内，舌胖大，齿痕重	腹部积块硬痛，胁肋疼痛，消瘦脱形，周身乏力	扶正化瘀胶囊、强肝胶囊、安络化纤丸、肝复康丸、逍遥丸
阳虚体质	怕冷，尤其是下半身凉，易腹泻，或者出现上半身热、下半身凉的情况	腹部胀痛，胁肋疼痛，遇冷加重	附子理中丸、金匮肾气丸、济生肾气丸、复方木鸡颗粒
阴虚体质	缺水，口干，大便干燥，五心烦热	胁肋隐隐作痛，视物模糊，手心潮热	一贯煎颗粒、扶正化瘀胶囊、六味五灵片、复方木鸡颗粒
痰湿体质	肥胖，大腹便便，易打鼾	腹部胀满，胸脘痞满，胁肋疼痛，舌体胖大	双虎清肝颗粒，茵栀黄口服液，当飞利肝宁胶囊，复方益肝灵胶囊，护肝宁胶囊，茵莲清肝颗粒，强肝片，壳质胶囊，益肝乐颗粒
湿热体质	长痘，生疮，大便黏腻，舌苔黄腻	腹部胀满，头身困重，胁肋胀痛	复方木鸡颗粒、当飞利肝宁胶囊、化滞柔肝颗粒、双虎清肝颗粒、茵栀黄口服液、复方益肝灵胶囊、护肝宁胶囊、茵莲清肝颗粒、强肝片、壳脂胶囊、水飞蓟宾胶囊、益肝乐颗粒

续表

体质	特点	症状	用药
血瘀体质	长斑，月经不调，心慌心悸	腹部肿大，胁肋疼痛固定不移	大黄䗪虫丸、鳖甲煎丸、桂枝茯苓丸、复方鳖甲软肝片、血脂康片、护肝宁胶囊、绞股蓝总苷片
气郁体质	郁闷，焦虑与抑郁很多时候一起存在	腹部肿大，胁肋胀痛，情绪激动后加重	柴胡舒肝丸、胆宁片、护肝片、肝胆舒康胶囊
特禀体质	易过敏	腹部肿大，胁肋疼痛	小柴胡颗粒

四、养生保健

1.代谢相关脂肪性肝病患者应该保证充足的休息，调节好情绪，避免心理压力过大。

2.养成良好的生活习惯，控制饮食，建立高蛋白、高维生素、足够纤维素及低脂低糖的食谱，忌肥腻、辛辣、甜食，可常饮淡茶。肥胖者还要适当控制体质量，减少腰围。

3.通过适当锻炼可以提高患者的抵抗能力，也可以增强患者的免疫力。

4.积极控制代谢综合征各组分，治疗糖尿病、高血压等原发病。改善胰岛素抵抗，纠正代谢紊乱。

5.减少附加打击以免加重肝损伤。避免体质量急剧下降，避免接触肝毒性物质，严禁过量饮酒，慎重使用可能造成肝损伤的药物和食物。

6.积极控制并发症。在肝硬化阶段，积极处理并发症，严禁饮酒，以高热量、高蛋白质、维生素丰富、易消化的食物为宜，脂肪摄入不宜过多。

7.完善检查。建议该病患者经常测量体质量、腰围、血压，每3~6个月检测肝功能、血脂和血糖，每年完善包括肝脏、胆囊和脾脏在内的上腹部影像学检查。

8.其他治法

（1）中药封包疗法：把健脾祛湿、疏肝清热的中药（山楂 20 g，郁金 20 g，泽泻 30 g，白术 20 g，党参 20 g，荷叶 20 g，决明子 20 g）装入纱布袋中，煎煮 20 分钟，将装满药的纱布袋放至温热，外敷于肝区疼痛处，每日 1~2 次。如想保持温度长久，可配合理疗仪红外线照射。治疗时注意温度适宜，避免烫伤，封包药物可反复多次使用。

（2）肝病治疗仪（生物反馈疗法及红光治疗）：迅速改善肝脏微循环（活血化瘀，疏通肝络），有效改善凝血机制异常，促进白蛋白合成，改善肝炎预后，减轻肝病症状，调节免疫状态，缩短康复周期。

（3）中药辨证保留灌肠结肠透析疗法：选择泻下排毒方药制成的水煎液，进行肠道清洗、结肠透析、中药灌肠等，每周进行 1 次，可排除肠道毒素，减少吸收入血，减轻肝脏负担。

（4）针刺治疗：取丰隆、足三里、三阴交、阳陵泉、内关、肝俞、足三里、丰隆、关元、合谷、肾俞，以 1.5 寸毫针刺入。穴位加减：肝郁气滞者，加太冲、行间，用泻法；痰湿困脾者，加公孙、商丘，用泻法；瘀血内阻者，加血海、地机，用泻法；肝肾两虚者，加太溪、照海、复溜，用补法。每次留针 30 分钟，每周 3 次，治疗 3~6 个月。

编写者：申巧慧

第四节　自身免疫性肝病

一、疾病概述

自身免疫性肝病是一种自身免疫性疾病，即免疫系统出现问题，攻击自身肝脏细胞而引起肝脏发生炎症，自身免疫性肝病是以自身免疫反应为基础，以高丙球蛋白血症和自身抗体为特征的肝脏炎症性病变。主要包括自身免疫性肝炎、原发性胆汁性肝硬化及原发性硬化性胆管炎。自身免疫性肝炎发病常比较隐匿，可以没有症状，或者诉说某些症状体征如食欲不振、疲乏无力、嗜睡、体重减轻、右上腹不适或疼痛、皮肤瘙痒、关节肌肉疼痛、发热等，其中10%的患者没有任何症状。流行病学调查显示，自身免疫性肝炎和原发性胆汁性肝硬化多见于女性，患病率在不同地域间存在差异，欧洲及美国的患病率较高，而原发性硬化性胆管炎患者50%~70%为40岁左右男性，70%~80%的患者合并溃疡性结肠炎。自身免疫性肝病的主要特点有：女性发病占优势，肝功能检查中球蛋白偏高、免疫球蛋白IgG升高，血清自身抗体阳性，常伴有其他自身免疫性疾病（特别是甲状腺疾病）。确诊还是要依靠肝脏活检。

西医认为本疾病病因尚不完全明了，可能与各种因素，如感染、物理或化学因素引起的免疫功能紊乱有关，明确的诱发因素是各种嗜肝病毒感染。

自身免疫性肝病在中医上属于"胁痛""积聚""黄疸""臌胀"等病，症状多种多样。本病的病因多为感受外邪、起居失常、情志失调。病机主要是虚实夹杂，以本虚标实为主，以肝、脾、肾虚损为主，湿热、瘀血、邪毒相互胶着而致。

二、临床诊断

自身免疫性肝病除了乏力、食欲下降、腹胀、肝区不适、皮肤巩膜黄染等共有的临床表现外，不同类型的疾病有其本身的特点。其在诊断上应结合临床症状、体征、血清生化、免疫学异常、血清自身抗体以及肝脏组织学等进行综合诊断，并需排除其他引起肝损伤的疾病。其确诊标准包括如下三种：其一，自身免疫性肝炎：根据临床表现结合血清转氨酶和球蛋白水平、自身抗体以及组织学特征，并排除其他原因的肝病，一般诊断不难。对不典型病例需依据国际协作组建立并多次修改的评分系统。其二，原发性胆汁性肝硬化具有下述三条标准中的两条即符合原发性胆汁性肝硬化诊断：①有胆汁淤积的生化学证据，即碱性磷酸酶及谷氨酰转肽酶升高；②血清可检测到自身抗线粒体抗体；③肝组织学自身免疫性肝炎检查示非化脓性胆管炎和小叶间胆管的损伤。其三，原发性硬化性胆管炎，当男性患者出现胆汁淤积表现和肝功能异常，尤其是伴有炎症性肠病时应高度警惕原发性硬化性胆管炎。间接或直接的胆管造影可显示原发性硬化性胆管炎的典型特征，是诊断的"金标准"，肝活体组织学检查有助于疾病分期和鉴别诊断。

三、治疗方法

1. 西医治疗原则

以应用免疫抑制剂、利胆退黄药及对症治疗为主，治疗并发症，疾病晚期可进行肝移植。

2. 中医治疗原则

本病治疗上应标本兼顾，平调寒热，治疗难度较大，要长时间用药，必须找有经验的中医师进行调治。治疗时肝、脾、肾三脏同调，疏肝、健脾、补肾，同时兼以清利湿热、活血化瘀、祛痰散结。

3. 分证论治

证型	症状	治法	中成药
肝胆湿热	胃脘痞闷，口苦口黏，口干不欲饮，恶心厌油，食少纳差，胁肋隐痛，腹部胀满，大便黏腻不爽或臭秽，或身目发黄，舌红苔黄腻，脉弦滑数	清利肝胆，清热利湿	强肝片、当飞利肝宁胶囊、龙胆泻肝丸、茵栀黄颗粒、金胆片、雷公藤多苷片

续表

证型	症状	治法	中成药
肝郁脾虚	两胁胀痛成隐痛，可因情志变化而增减，胸闷腹胀，纳少口苦，乏力，便溏，舌苔薄白，脉弦	疏肝解郁，健脾养血	强肝片、复肝宁片、肝爽颗粒、安络化纤丸
气滞血瘀	胸胁胀闷，走窜疼痛，急躁易怒，胁下痞块，刺痛拒按，妇女可见月经闭止，或痛经，经色紫暗有块，舌质紫暗或见瘀斑，脉涩	疏肝理气，活血化瘀	二十五味松石丸、安络化纤丸、鳖甲煎丸、复方鳖甲软肝片、扶正化瘀胶囊、大黄䗪虫丸
肝肾阴虚	胁肋隐痛，绵绵不休，目干，目花，易疲劳，易怒，烦躁，腰膝酸软，或耳鸣，健忘失眠，舌质红，苔少，脉沉细	滋阴柔肝，补肾养血	扶正化瘀胶囊
脾肾阳虚	胸胁隐痛，下利清谷，或泄泻滑脱，或五更泄泻，畏寒肢冷，小腹冷痛，腰膝酸软，小便不利，面色㿠白，或面目肢体浮肿，舌淡胖，苔白滑，脉沉细	益气健脾，温阳补肾	复方木鸡颗粒

4. 辨体质用药

体质	特点	症状	用药
平和体质	健康体质，不偏不倚，生病较少，即使生病也能很快康复	不易产生肝硬化	
气虚体质	平素容易疲乏，易出汗，气短，易感冒，身体沉重，体内水气运化失健，水湿停留体内，舌胖大，齿痕重	腹部积块硬痛，胁肋疼痛，消瘦脱形，周身乏力	扶正化瘀胶囊、强肝胶囊、安络化纤丸、香砂六君子汤、肝复康丸

续表

体质	特点	症状	用药
阳虚体质	怕冷，尤其是下半身凉，易腹泻，或者出现上半身热、下半身凉的情况	腹部胀痛，胁肋疼痛，遇冷加重	附子理中丸、金匮肾气丸、济生肾气丸、复方木鸡颗粒
阴虚体质	缺水，口干，大便干燥，五心烦热	胁肋隐隐作痛，视物模糊，潮热盗汗	一贯煎颗粒、扶正化瘀胶囊、六味五灵片、复方木鸡颗粒
痰湿体质	肥胖，大腹便便，易打鼾	腹部胀满，胁肋疼痛，胸膈满闷，舌体胖大	双虎清肝颗粒，茵栀黄口服液，当飞利肝宁胶囊，复方益肝灵胶囊，护肝宁胶囊，茵莲清肝颗粒，强肝片，壳质胶囊，水飞蓟宾胶囊，益肝乐颗粒
湿热体质	长痘，生疮，大便黏腻，舌苔黄腻	腹部胀满，头身困重，胁肋胀痛	强肝片、当飞利肝宁胶囊、龙胆泻肝丸、茵栀黄颗粒、金胆片、雷公藤多苷片
血瘀体质	长斑，月经不调，心慌心悸	腹部肿大，胁肋疼痛固定不移	大黄䗪虫丸、鳖甲煎丸、桂枝茯苓丸、软肝片
气郁体质	郁闷，焦虑与抑郁很多时候一起存在	腹部肿大，胁肋胀痛，情绪激动后加重	和络舒肝胶囊、九味肝泰胶囊、护肝片、柴胡舒肝散、丹栀逍遥散
特禀体质	易过敏	腹部肿大，胁肋疼痛	小柴胡颗粒

四、养生保健

1.有一些危险因素可以通过改变自己的行为或生活方式，避免得病或复发，如平时生活中注意饮食及环境卫生，适当锻炼身体，增强免疫力，尽量避免感染。

2. 另外一些因素虽然很难改变，但注意如下事项，也有助于避免复发或远离疾病：有本病家族史者，出现疑似症状及时就医，争取早诊断早治疗，就医时主动告知医生家族疾病史。

3. 养成良好的生活习惯，饮食宜清淡易消化，不饮酒。忌滥服药物，忌吃过硬食物，忌情绪悲观，忌食辛辣食物，忌食盐过量，多食大蒜、木瓜、西兰花以保护肝脏。

4. 适度运动，控制体重，每周进行中等强度的运动，如游泳、骑车、慢跑等不低于 3 次。

5. 坚持定期复查。

6. 其他治法

（1）中药封包疗法：把平调寒热、养血化瘀的中药（柴胡 20 g，桂枝 20 g，干姜 20 g，花粉 20 g，黄芩 20 g，煅牡蛎 20 g，瓜蒌 20 g，甘草 10 g，赤芍 20g）装入纱布袋中，煎煮 20 分钟，将装满药的纱布袋放至温热，外敷于肝区疼痛处，每日 1~2 次。如想保持温度长久，可配合理疗仪红外线照射。治疗时注意温度适宜，避免烫伤，封包药物可反复多次使用。

（2）中药辨证保留灌肠结肠透析疗法：选择泻下排毒方药制成的水煎液，进行肠道清洗、结肠透析、中药灌肠等，每周进行 1 次，可排除肠道毒素，减少吸收入血，减轻肝脏负担。

编写者：申巧慧　　肖丹丹

第六章　肝硬化

一、疾病概述

　　肝硬化是由多种原因引起的一种慢性、进行性、弥漫性炎症及纤维化肝病，临床表现为肝功能的损害与门静脉高压症，晚期常有大量腹水的形成。临床上常分为代偿性肝硬化与失代偿性肝硬化。其代偿性肝硬化症状表现为轻度乏力、食欲减退、体重减轻、恶心、腹胀、腹泻等非特异性症状。失代偿性肝硬化症状主要表现为三个方面，其一，肝功能减退表现为全身症状可有乏力、发热；消化道症状，表现为食少、恶心以及腹泻；常有黄疸、出血倾向如齿衄、鼻衄、瘀点、瘀斑等，女性患者常出现月经失调、闭经、不孕，男性患者多见性欲减退。其二，门脉高压表现可有脾大、腹水和食管胃底静脉曲张。其三，本病并发肝性脑病、上消化道出血、感染、肝肾综合征时，可出现相应的临床症状。流行病学调查显示，肝硬化在世界范围内的年发病率约为 100 人 /10 万，发病高峰年龄在 50 岁左右，以男性多见，当出现并发症时病死率高，其死亡人数占全球死亡人数的 1.95%。慢性病毒性乙型肝炎是引起肝硬化的首要原因，全球肝硬化患者中由乙型肝炎病毒感染引起的比例为 30%，而在我国这一比例为 60%。西医认为肝硬化的病因主要分为感染性的慢性病毒性肝炎（乙型肝炎、丙型肝炎）及寄生虫病（血吸虫病）等，化学损伤性的酒精性、药物性以及毒物性肝病，自身免疫性的自身免疫性肝炎、原发性胆汁性胆管炎、原发性硬化性胆管炎，胆汁淤积性疾病，代谢及遗传性疾病（代谢相关脂肪性肝病）以及血管性疾病。

中医认为肝硬化的病因多为外感六淫，内伤七情，饮食劳逸和蛊毒。病机多因湿热、疫毒等外邪留连不去，日久致气血逆乱，热蕴痰结，瘀毒内积，肝郁脾虚，从而形成痞块、肝积。其主要因素与湿、热、毒、瘀、痰、郁、虚等有关，病变涉及肝、脾、肾等。

二、临床诊断

肝硬化起病隐匿，病程发展缓慢，可隐伏数年至 10 年以上，但少数因短期大片肝坏死，可在数月后发展为肝硬化。早期可无症状或症状轻微，但到中晚期时可出现肝区疼痛、食欲减退、腹胀、乏力、消瘦、黄疸、腹水等。当出现腹水或并发症时，临床上称之为失代偿期肝硬化，可出现相应的症状。当出现脾大、腹水、腹壁静脉曲张，加之肝功能损害，以白蛋白代谢异常及凝血酶原时间延长为主要表现，并出现肝病面容如肝掌、蜘蛛痣、毛细血管扩张等表现，或者有乙型肝炎病毒、丙型肝炎病毒感染史，酗酒史，血吸虫病史，药物史等可确诊为肝硬化疾病。因此肝硬化疾病依靠症状、体征、影像学、实验室检查以及病理学作为诊断依据，如肝功能、血小板、凝血常规、Child-Pugh 分级法、腹部 CT 及 MRI 等。

三、治疗方法

1.西医治疗原则

肝硬化的治疗是综合性的，患者宜适当休息，劳逸结合，注意饮食调理；有明确病因者应针对病因治疗，如酒精性肝硬化者须戒酒，病毒性肝硬化者应进行抗病毒治疗；肝功能异常者可适当进行保肝治疗；对失代偿期肝硬化者则还要纠正代谢紊乱、降低门静脉高压及防治并发症。

2.中医治疗原则

本病多因嗜酒、恣食肥甘、情志不畅、外感湿热疫毒等所致，病位在肝，早期肝脾受损，气滞血瘀；末期多累及于肾，出现肝脾肾三脏功能失调，气滞、血瘀、水饮互结于腹中。临床多采用疏肝理气、活血化瘀、软坚散结、健脾补肾之法治疗。

3. 分证论治

证型	症状	治法	中成药
气滞血瘀	腹部积块软而不坚，固定不移，上腹胀痛，胃脘胀满，舌质暗或有瘀斑，苔薄，脉弦	理气活血，通络散结	和络舒肝胶囊、九味肝泰胶囊
肝郁脾虚	两胁胀痛，脘腹胀闷，神疲乏力，纳少，面色萎黄，气不舒，舌淡，苔薄白，脉弦细	疏肝理气，健脾和胃	安络化纤丸、肝爽颗粒、肝达康颗粒、肝胆舒康胶囊
瘀血内结	腹部积块，硬痛不移，或胁痛如刺，痛处不移，形体消瘦，头、项、胸腹见红点赤缕，唇色紫褐，大便色黑，舌质紫暗，或有瘀斑瘀点，脉细涩或芤	活血行气，化瘀软坚	大黄䗪虫丸、鳖甲煎丸
气虚血瘀	腹部积块硬痛不移，消瘦脱形，周身乏力，饮食大减，面色萎黄，舌质淡暗，少苔，脉弦细	补益气血，活血化瘀	复方鳖甲软肝片
肝肾阴虚	腹部胀大，胁肋隐痛，劳累加重，眼干涩，五心烦热或低热，耳鸣耳聋，头晕、眼花，口干咽燥，大便干结，小便短赤，腰酸或腰酸腿软，舌红少苔，脉细或细数	滋养肝肾，活血化瘀	扶正化瘀胶囊
脾肾阳虚	腹部胀大，入暮较甚，阳痿早泄，神疲怯寒，下肢水肿，脘闷纳呆，面色萎黄或苍白或晦暗，大便稀薄，小便清长或夜尿频数，舌质淡胖，苔润，脉沉细或迟	温补脾肾，化湿利水	金匮肾气丸、臌症丸

4.辨体质用药

体质	特点	症状	用药
平和体质	最健康的，不偏不倚，生病较少，即使生病也能很快康复	不易产生肝硬化	
气虚体质	平素容易疲乏，易出汗，气短，易感冒，身体沉重，体内水气运化失健，水湿停留体内，舌胖大，齿痕重	腹部积块硬痛，胁肋疼痛，消瘦脱形，周身乏力	扶正化瘀胶囊、强肝胶囊、复方鳖甲软肝片、安络化纤丸、香砂六君子汤、肝复康丸
阳虚体质	怕冷，尤其是下半身凉，易腹泻，或者出现上半身热、下半身凉的情况	腹部胀痛，胁肋疼痛，遇冷加重	附子理中丸、金匮肾气丸、济生肾气丸、臌症丸
阴虚体质	缺水，口干，大便干燥，五心烦热	胁肋隐隐作痛，潮热盗汗，心烦，口渴	一贯煎颗粒、扶正化瘀胶囊、六味五灵片、复方木鸡颗粒、胁腹宁
痰湿体质	肥胖，大腹便便，易打鼾	腹部胀满，胸闷痞满，胁肋疼痛	二陈丸加龙胆泻肝汤
湿热体质	长痘，生疮，大便黏腻，舌苔黄腻	腹部胀满，头身困重，胁肋胀痛	龙胆泻肝汤、中满分消丸、愈肝龙胶囊、茵栀黄颗粒
血瘀体质	长斑，月经不调，心慌心悸	腹部肿大，胁肋疼痛固定不移	大黄䗪虫丸、鳖甲煎丸、桂枝茯苓丸、软肝片
气郁体质	郁闷，焦虑与抑郁很多时候一起存在	腹部肿大，胁肋胀痛，情绪激动后加重	和络舒肝胶囊、九味肝泰胶囊、护肝片、柴胡舒肝散、丹栀逍遥散、清热疏肝颗粒、胁腹宁
特禀体质	易过敏	腹部肿大，胁肋疼痛	小柴胡颗粒

四、养生保健

1. 肝硬化患者应该保证充足的休息，调节好情绪，避免心理压力过大。

2. 养成良好的生活习惯，饮食宜清淡易消化，不饮酒。忌滥服药物，忌吃过硬食物，忌情绪悲观，忌食辛辣食物，忌食盐过量。有食管、胃底静脉曲张者避免粗硬食物刺伤静脉血管。有肝性脑病者应限制蛋白质摄入量。

3. 通过适当锻炼可以提高患者的抵抗能力，也可以增强患者的免疫力。

4. 重视抗病毒治疗。本病首先要重视病毒性肝炎的防治，对早期发现和隔离病人给予积极治疗。对于有上述病因而疑有肝硬化者应及时进行全面体检及有关实验室检查，争取在代偿期得到合理积极治疗，防止向失代偿期发展。

5. 坚持定期复查，同时避免各种诱因，预防和治疗可能出现的并发症。此病较严重，应当坚持治疗，定期复查肝功能、血小板、凝血常规、腹部CT 等常规检查。

6. 其他疗法

（1）中药封包疗法：把活血化瘀、软坚散结中药（丹参 10 g，瓜蒌 20 g，红花 15 g，赤芍 10 g，当归 10 g，黄芪 30 g）装入纱布袋中，煎煮 20 分钟，将装满药的纱布袋放至温热，外敷于肝区疼痛处，每日 1~2 次。如想保持温度长久，可配合理疗仪红外线照射。治疗时注意温度适宜，避免烫伤，封包药物可反复多次使用。可以减少肝脏成纤维细胞的凋亡和肝细胞坏死，促进细胞生长，提高肝脏解毒、排毒作用，使内环境保持良好状态。

（2）肝病治疗仪：迅速改善肝脏微循环，显著降低门静脉高压，减轻脾亢进，阻止或逆转肝硬化，有效改善凝血机制异常，促进白蛋白合成，改善肝硬化预后，减轻肝病症状，调节免疫状态，缩短康复周期。

（3）中药辨证保留灌肠结肠透析疗法：选择泻下排毒方药制成的水煎液，进行肠道清洗、结肠透析、中药灌肠等，每周进行 1 次，可排除肠道毒素，减少吸收入血，减轻肝脏负担。

编写者：申巧慧

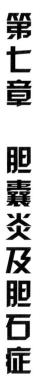

第七章　胆囊炎及胆石症

第一节　胆囊炎

一、疾病概述

　　胆囊炎是临床上较常见的疾病，发病率较高。根据其临床表现和临床经过，又可分为急性和慢性两种类型。临床症见发热、右侧上腹部疼痛，或右胁肋胀痛放射至肩背部、伴恶心呕吐，或轻度黄疸，墨菲征阳性即右侧胁下与乳头胁下交点压痛，外周白细胞计数提高等表现。流行病学调查结果显示，全球 5%–15% 的人群存在胆道疾病，在急性胆囊炎中女性患者比男性多 1.5–2 倍，多见于于 40 岁以上的肥胖女性，而慢性胆囊炎患病人群女性多于男性，其发病高峰在 50 岁左右。

　　急性胆囊炎是由胆囊管梗阻、化学性刺激和细菌感染等引起的胆囊急性炎症性病变，临床症见发热、右上腹疼痛，或右胁肋胀痛放射至肩背部，伴恶心呕吐，或轻度黄疸、墨菲征阳性、外周白细胞计数增高等表现。大多数急性胆囊炎由胆囊结石引起，少数为非结石性胆囊炎。急性胆囊炎的危险因素有蛔虫、妊娠、肥胖、艾滋病等。短期服用纤维素类、噻嗪类、第三代头孢菌素类、红霉素、氨苄西林等药物，长期应用奥曲肽、激素替代治疗均可能诱发急性胆囊炎。急性非结石性胆囊炎是一种特殊类型的急性胆囊炎，危险因素主要有大手术、严重创伤、烧伤、肠外营养、肿瘤、感染以及糖尿病等。慢性胆囊炎因胆囊结石、高脂饮食等诱发，呈慢性起病，也可由急性胆囊炎反复发作、失治所致，临床表现为反复右上腹疼痛或不适、腹胀、嗳气、厌油腻，右上腹部有轻度压痛及叩击痛等体征。慢性胆囊炎病因分为慢性结石性胆囊炎和慢性非结石性胆囊炎。慢性结石性胆囊炎包括胆囊结石和病菌感染。慢性非结石性胆囊炎包括胆囊动力学异常、胆囊缺血及病毒、寄生虫感染等。

中医认为胆囊炎属于中医"胁痛"的范畴，病因常因情志不遂、饮食失节、感受外邪、虫石阻滞及劳伤过度等因素诱发。病机是胆失通降，"不通则痛"，若久病体虚，劳欲过度，精血亏损，肝阴不足，胆络失养，则"不荣则痛"。病位在胆腑，病变涉及脏腑为肝、脾、胃。"急则治标，缓则治本"是本病的治疗原则，疏肝利胆是本病的治疗大法。

二、临床诊断

急慢性胆囊炎的临床表现有所不同，轻症者可出现右侧上腹部不适，重症者可波及全身，70% 胆囊炎患者无明显不适。临床主要表现为腹痛、恶心、呕吐，和食欲不振、发热等。

腹痛是胆囊炎最主要的临床症状，位置多在中上腹部、右上腹部，以后转移至右侧胁下不适。或因胆总管结石、水肿，可产生轻度黄疸等。同时查体可见上腹部膨胀，腹式呼吸减弱，墨菲征阳性，可有局部腹肌紧张。因此胆囊炎依靠症状、体征、影像学以及实验室检查作为诊断依据，如血尿淀粉酶、血常规、消化系超声、腹部 CT 及 MRI 等。

三、治疗方法

1. 西医治疗原则

对于胆囊炎、胆囊结石的患者，应按是否有症状和并发症，分别进行个体化的治疗。治疗目的是改善症状、预防或减少并发症等。治疗方式包括静脉输液、保肝降酶、止痛、手术治疗等。

2. 中医治疗原则

中医认为该病常因饮食、情志、外感、虫石阻滞等因素引发，劳欲过度，精血亏虚，肝阴不足，肝络失养，"不荣则痛"，多为虚证。病变部位为胆，涉及肝、脾、胃。根据其病因病机，临床上各医家通过多年临床经验将本病分为肝胆气滞证、肝胆湿热证、瘀血阻络证、肝络失养证、肝郁脾虚证、脾胃气虚、饮食停滞 7 种证型。

3. 分证论治

证型	症状特点	治法	中成药
肝胆气滞	右侧胁下疼痛或胀痛，常因情志变化而加重或减轻，恶心呕吐，胸闷，心烦，嗳气，腹部胀满，舌质淡红，舌苔薄白或腻，脉弦	疏肝利胆，解郁止痛	胆宁片、胆舒胶囊、胆石利通片
气滞血瘀	右侧胁下疼痛，或胀痛或刺痛，口苦咽干，胸闷，嗳气，右侧疼痛夜间加重，大便不爽或便秘，舌质暗红，脉涩	理气活血，利胆止痛	血府逐瘀胶囊、失笑散
肝胆湿热	胸胁胀痛、不适，或钝痛，身目发黄，身体困重，口苦、口干、口渴，脘腹胀满，大便不爽，小便黄，舌苔黄腻，脉弦数或滑数	清热利湿，利胆止痛	龙胆泻肝丸（或胶囊）、胆石痛胶囊、胆康胶囊、茵栀黄颗粒、金胆片、胆胃康胶囊、清肝利胆口服液
肝郁脾虚	右侧胁下疼痛，或胀满，情志不舒，腹胀便溏，纳少，困倦乏力，舌体胖大，水滑苔或苔白，脉弦或弦细	疏肝健脾，柔肝利胆	逍遥丸
肝络失养	右侧胁下隐痛，遇劳加重，口干咽燥，心中烦热，头晕目眩，舌红少苔，脉弦细数	养肝柔肝，利胆止痛	滋补肝肾丸、杞菊地黄丸

续表

证型	症状特点	治法	中成药
脾胃气虚	右侧胁下隐痛，遇劳加重，神疲乏力，少气懒言，体虚自汗，腹胀腹泻，舌质淡，苔薄白，脉弱无力	益气健脾，利胆止痛	香砂六君丸、四君子颗粒、补中益气丸
饮食停滞	右侧胁下隐痛，饮食后加重，腹部胀满，口臭，嗳腐吐酸，呕吐，消化不良，大便不爽，舌苔厚腻，脉弦滑	消食利胆，行滞止痛	保和丸

4. 辨体质用药

证型	特点	症状	用药
平和体质	健康体质，也是最理想的状态，即使出现右侧胁下疼痛等，易恢复，易好转	不易产生胆囊炎	
气虚体质	平素容易疲乏,易出汗,气短,易感冒，身体沉重，体内水气运化失健,水湿停留体内，舌胖大，齿根重	右胁肋部隐痛、乏力、气短、神疲、懒言、自汗	香砂六君丸、四君子颗粒、补中益气丸、参苓白术散
阳虚体质	怕冷，尤其是下半身凉，易腹泻，或者出现上半身热、下半身凉的情况	右胁肋部疼痛、怕冷、手脚凉、喜热食	附子理中丸
阴虚体质	缺水，口干，大便干燥，五心烦热	右胁肋部隐痛、口干、手脚心热、心烦、夜间虚汗出	六味地黄丸、知柏地黄丸、杞菊地黄丸

续表

证型	特点	症状	用药
痰湿体质	肥胖，大腹便便，易打鼾	右胁肋部胀痛，痰多、身体困重	二陈丸、藿香正气散
湿热体质	长痘，生疮，大便黏腻，舌苔黄腻	右胁肋部疼痛，口苦、口干、口臭、长痘、大便黏、小便黄、舌苔厚腻	龙胆泻肝丸（或胶囊）、胆石痛胶囊、胆康胶囊、茵栀黄颗粒、金胆片、胆胃康胶囊、清肝利胆口服液
血瘀体质	长斑，月经不调，心慌心悸	右胁肋部刺痛，舌暗紫、女性面斑和月经有瘀块	血府逐瘀胶囊、失笑散
气郁体质	右侧胁下疼痛，平素抑郁，情志不舒，胸闷气短，郁闷，焦虑，脉弦	右胁肋部胀痛，胸闷、抑郁、焦虑、心烦、易怒	胆宁片、胆舒胶囊、胆石利通片
特禀体质	右侧胁下疼痛，平素易过敏	易皮肤出疹	小柴胡颗粒

四、养生保健

1. 在胆囊炎发展期的时候，应该要注意减少油腻和辛辣食物的摄入，清淡饮食。在稳定期的过程中，应该减少摄入的量。

2. 在平时日常生活中，应该加强体育锻炼，增加自身机体的免疫力，减少再次发生胆囊炎的概率。

3. 增加日常的营养，通过营养补充来提高机体的免疫力，多吃一些油脂较少，但是含蛋白质较高的食物，如海产品和鱼类、瘦肉等等。

4. 定期体检，早发现、早治疗，治病的初期治疗较易、恢复快、预后好。

5. 按时吃早餐，促进胆汁的胆汁排泄，减少胆汁淤积，能够降低胆囊炎的发病率。

6.要注意平时的生活习惯的保持，以减少由于生活习惯的改变而引起的抵抗力下降，良好的生活习惯、饮食习惯是减少胆囊炎发生的重要因素。

第二节 胆石症

一、疾病概述

胆石症是一种临床常见病、多发病，指发生于胆道系统（胆囊或胆管）内结石引起的疾病，常见临床表现包括胆绞痛、寒战、高热及黄疸等，亦有少数患者胆道内虽存在有结石，但可不引起症状，常称之为无症状性结石。其发病率及结石类型存在国家和种族差异。在我国胆石症的发病率达10%左右，尸检结果显示胆石症的发生率为7%。随着国人的生活条件和膳食结构的改变，胆石症的发生率有逐年增高的趋势，尤其是胆囊结石的发生率显著增高。

西医学认为胆石症的发生与油腻的饮食、饮酒、体重指数≥25、高脂血症、女性多次怀孕、绝经、胆囊疾病病史、缺乏锻炼、口服避孕药等因素有关，亦可继发于胆囊结石，系某些原因胆囊结石下移至胆总管，称为继发性胆管结石。

中医学认为胆石症的病因主要为情志失调、寒温不适、饮食不节或虫积等因素，导致胆失疏泄，胆之中清不降，湿郁化热，湿热久蕴，胆液久瘀不畅，煎熬胆汁，聚而为石。其基本病机为肝胆疏泄功能失常，因而疏肝利胆贯穿该病整个治疗始末，同时要兼顾清热、祛湿、驱虫、化痰逐瘀等。

二、临床诊断

首先要明确是否有胆石症，对于怀疑是胆石症的患者，可借助影像学检查的手段以明确诊断。最常用的影像学方法是腹部超声，超声检查对于胆囊结石诊断的灵敏度、特异度和准确率较高，是临床检查的常规和首选。

在明确胆石症后，就要确定胆石症的发生部位和大小。根据结石部位的不同，可将胆石症分为胆囊结石、肝内胆管结石、肝外胆管结石（胆总管结石、壶腹部结石）。

三、治疗方法

1. 西医治疗原则

在胆囊结石的急性发作期，主要是以解痉镇痛、抗感染治疗以及缓解胆源性消化不良症状等，在缓解期则以控制饮食，限制摄入脂肪、胆固醇过多的食物，口服溶石药物等内科保守治疗为主。对于肝内胆管结石，治疗的原则是解除梗阻，取净结石，通畅引流，尽可能地保护肝脏功能。肝外胆管结石则以抗菌和解痉止痛为治疗原则，这两种结石通常都以手术治疗为首选。

2. 中医治疗原则

胆石症的成因较为复杂，比较常见的因素有饮食不当、情志失调、体质差异、久病损伤、诸虫感染等。各种病因导致肝胆疏泄功能失常，湿、热、痰、瘀等内结于胆，日久煎熬成石，是胆石症的基本病机。在治疗时常以疏肝利胆为治疗大法，结合患者症状、舌脉辨证论治。

3. 分证论治

证型	症状	治法	中成药
肝郁气滞	右胁胀痛，可牵扯至肩背部疼痛不适，食欲不振，遇怒加重，胸闷嗳气或伴恶心，口苦咽干，大便不爽，舌淡红，苔薄白，脉弦涩	疏肝理气，利胆排石	胆石利通片、利胆石颗粒、胆舒胶囊
肝胆湿热	右胁或上腹部疼痛拒按，多向右肩部放射，恶寒发热，身目发黄，口苦口黏口干，腹胀纳差，全身困重乏力，小便黄赤，便溏或便秘，舌红苔黄腻，脉弦滑数	清热祛湿，利胆排石	胆宁片、利胆排石片、胆舒胶囊

续表

证型	症状	治法	中成药
肝阴不足	右胁隐痛或略有灼热感，午后低热，或五心烦热，双目干涩，口燥咽干，少寐多梦，急躁易怒，头晕目眩，舌红或有裂纹或见光剥苔，脉弦细数或沉细数	滋阴清热，利胆排石	胆舒胶囊
瘀血阻滞	右胁部刺痛，痛有定处拒按入夜痛甚，口苦口干，胸闷纳呆，大便干结，面色晦黯，舌质紫黯，或舌边有瘀斑、瘀点，脉弦涩或沉细	疏肝利胆，活血化瘀	胆石利通片、胆舒胶囊
热毒内蕴	寒战高热，右胁及脘腹疼痛拒按，或重度黄疸，神昏谵语，呼吸急促，声音低微，表情淡漠，四肢厥冷，小便黄赤，大便秘结，舌质红绛或紫，舌质干燥，苔腻或灰黑无苔，脉洪数或弦数	清热解毒，泻火通腑	胆舒胶囊

4. 辨体质用药

证型	特点	症状	用药
平和体质	健康体质，不偏不倚，生病较少，即使生病也能很快康复	无特殊症状	
气虚体质	平素容易疲乏，易出汗，气短，易感冒，身体沉重，舌胖大，齿痕重	乏力、气短、神疲、懒言、自汗	香砂六君丸、四君子颗粒、补中益气丸参苓白术散
阳虚体质	怕冷，尤其是下半身凉，易腹泻，或者出现上半身热、下半身凉的情况	胸胁隐痛、怕冷、手脚凉、喜热食	附子理中丸
阴虚质体	缺水，口干，大便干燥，五心烦热	肋间隐隐灼痛，口干、手脚心热、心烦、夜间爱出虚汗	六味地黄丸、知柏地黄丸

证型	特点	症状	用药
痰湿体质	肥胖，大腹便便，易打鼾	肥胖、舌大，苔厚腻、痰多、身体困重	藿香正气散、龙胆泻肝丸
湿热体质	长痘，生疮，大便黏腻，舌苔黄腻	口苦、口干、口臭、长痘、大便黏、小便黄、口中黏腻不爽	龙胆泻肝丸、胆康胶囊、茵栀黄颗粒
血瘀体质	长斑，月经不调，心慌心悸	胸胁刺痛，舌暗紫、女性面斑和月经有瘀块	血府逐瘀胶囊
气郁体质	郁闷，焦虑，抑郁	胁肋胀痛、胸闷、抑郁、焦虑、心烦、易怒	丹栀逍遥丸、胆石利通片
特禀体质	易过敏	易皮肤出疹	小柴胡颗粒

四、养生保健

1. 在日常生活中，应限制和减少脂肪类食物的摄入，如肥肉、动物内脏、蛋黄、鱼子酱等。

2. 要学会重视早餐，前面已经说过，胆石症与胆汁的分泌排泄密切相关，在经过整夜的空腹后，胆囊中已经储存了很多胆汁，这时如果不用食物去刺激胆汁的排泄，是不利于预防控制胆石症的。

3. 要避免饮酒和过饱的饮食，刺激性的食物和过饱的饮食会刺激胆道，容易诱发胆石症的发作。

4. 要多吃利胆的食物，如菠菜、青笋、南瓜等，能起到一定的利胆溶石作用。

5. 代茶饮：鸡内金 10 g，海金沙 10 g，金钱草 10 g，陈皮 5 g，姜黄 5 g。

编写者：张彬　刘文泽

第八章　胰腺炎

一、疾病概述

胰腺炎是胰腺因胰蛋白酶的自身消化作用而引起的疾病,胰腺有水肿、充血,或出血、坏死等表现。临床上出现腹痛、腹胀、恶心、呕吐、发热等症状。本病分为急性胰腺炎与慢性胰腺炎。流行病学调查显示,过去30年来,胰腺炎发病率呈逐渐上升的趋势,但发病率的上升可能与影像诊断技术的提高有一定关系。西医认为急性胰腺炎是胰酶消化胰腺及其周围组织所引起的急性炎症,主要表现为胰腺水肿、出血及坏死,发病原因多见胆道系统疾病、酗酒和暴饮暴食、手术与损伤、感染等;慢性胰腺炎由于急性胰腺炎反复发作造成的一种胰腺慢性进行性破坏的疾病。

中医认为胰腺炎整个病机演变多由实转为虚实夹杂或正虚邪实,脾胃虚弱、气血阴阳不足为本,湿热、食积、气滞、血瘀、痰浊为标。该病的病因多为嗜酒、恣食肥甘、情志不畅所致,病位在脾,病变涉及脏腑为肝、胆、肾,因此治疗上应重在治脾,调治肝(胆)肾,调理气机、活血化瘀、运化湿浊是本病的治疗大法。

二、临床诊断

急性胰腺炎发作前多有暴饮暴食或胆道疾病史。临床表现多为腹痛,恶心、呕吐，发热，休克，水电解质及酸碱失衡。血、尿淀粉酶和脂肪酶高于正常上限的三倍。而慢性胰腺炎有反复发作的急性胰腺炎、胆道疾病或糖尿病病史，有发作性或持续性上腹痛、腹泻、消瘦等症状。X线腹片示：胰腺钙化、结石；胰腺外分泌功能检查有显著降低；组织病理学有慢性胰腺炎改变。因此，胰腺炎依靠症状、体征、影像学以及实验室检查作为诊断依据，血尿淀粉酶、腹部彩超、腹部CT以及X线均有助于诊断。

三、治疗方法

1. 西医治疗原则

胰腺炎总的治疗原则是祛除病因、控制症状、改善胰腺功能、治疗并发症和提高生活质量。在急性胰腺炎初期、轻型胰腺炎及尚无感染者均应采用非手术治疗。应立即禁食、鼻胃管减压，持续胃肠减压，防止呕吐和误吸；补充体液；解痉止痛；抑制胰腺外分泌及胰酶；营养支持；应用抗生素。另外，胰腺脓肿、胰腺假性囊肿和胰腺坏死合并感染是急性胰腺炎严重威胁生命的并发症。如诊断不确定，继发性的胰腺感染合并胆道疾病，虽经合理支持治疗，而临床症状继续恶化，应采取手术治疗。而慢性胰腺炎应予以病因治疗，如治疗胆源性疾病，戒酒；饮食疗法，少量多餐、高蛋白、高维生素、低脂饮食；补充胰酶；控制糖尿病；营养支持疗法，必要时行胰管引流术和胰腺手术。

2. 中医治疗原则

本病的病因多为嗜酒、恣食肥甘、情志不畅所致，其病机为本虚标实，本虚是指脾虚，标实为气滞、血瘀、湿阻、热郁、阴虚，病位在脾，病变涉及脏腑为肝、胆、肾，因此治疗上应重在治脾，调治肝肾，调理气机、活血化瘀、运化湿浊是本病的治疗原则，通法是本病的重要方法。根据实则泻之、虚则补之的原则进行治疗。对于虚实夹杂、寒热错杂者，应根据具体临床情况，分清标本缓急、寒热轻重，确定相应的治法。

3. 分证论治

证型	症状	治法	中成药
脾胃虚弱	脘腹胀满或隐痛，劳累或食后加重，倦怠乏力，大便溏薄，食欲不振，纳谷不化，肠鸣辘辘，面色萎黄，消瘦，舌质淡胖或有齿痕，舌苔薄白或厚腻，脉缓或虚弱	健脾益气，升清止泻	人参健脾丸、四君子丸、参苓白术散、补中益气丸、保和丸、香砂六君子丸
肝胃不和	脘腹胀满或窜痛，一侧或双侧胁痛拒按，疼痛多与情志不畅相关，恼怒常使病情加重，嗳气、矢气后痛减，患者平素喜怒或抑郁，倦怠乏力，嗳气，纳呆，恶心呕吐，大便干或溏，舌暗苔薄，脉弦、细或兼涩、数	疏肝理气，和胃止痛	柴芍六君丸、逍遥丸、舒肝止痛丸、柴胡舒肝丸、小柴胡片
脾胃虚寒	上腹隐隐作痛，喜温喜按，形寒肢冷，手足不温，气短懒言，胁下胀满，纳差，呕逆，面色晦暗少华，便溏或便秘，舌质淡有齿痕，苔薄白，脉沉细弱	温中止痛	附子理中丸、小建中颗粒
气阴亏虚	发热，手足心热，腹满，口渴咽干欲饮，全身乏力，气短懒言，消瘦，脐腰隐痛，夜尿多，食少纳差，大便秘结，舌质暗红，有裂纹，少苔，脉沉细或细数	益气滋阴	参麦颗粒、消渴丸
肝胆湿热	脘腹胀痛，胸闷不舒，发热，身目发黄，黄色鲜明，烦渴引饮，大便黏腻不畅，小便短黄，舌质红，苔黄腻或薄黄，脉弦数	清热祛湿，利胆通腑	清胰利胆颗粒、胰胆炎合剂、茵山莲颗粒
瘀热互结	腹部刺痛拒按，痛处不移，或可扪及包块，皮肤青紫有瘀斑，发热夜甚，躁扰不宁，口干不渴，大便燥结不通，小便短涩，舌质红或有瘀斑，脉弦数或涩	清热泻火，祛瘀通腑	清胰利胆颗粒、丹参片、血府逐瘀胶囊、大黄䗪虫丸

4.辨体质用药

体质	特点	症状	用药
平和体质	健康体质,不偏不倚,生病较少,即使生病也能很快康复	不易出现腹痛	
气虚质体	平素容易疲乏,易出汗,气短,易感冒,身体沉重,体内水气运化失健,水湿停留体内,舌胖大,齿痕重	脘腹胀满或隐痛,劳累或食后加重,倦怠乏力,大便溏薄,食欲不振,纳谷不化,肠鸣辘辘,面色萎黄,消瘦,舌质淡胖或有齿痕,舌苔薄白或厚腻,脉缓或虚弱	人参健脾丸、四君子丸、参苓白术散、补中益气丸、香砂六君子丸
阳虚体质	怕冷,尤其是下半身凉,易腹泻,或者出现上半身热、下半身凉的情况	上腹隐隐作痛,喜温喜按,形寒肢冷,手足不温,气短懒言,胁下胀满,纳差,呕逆,面色晦暗少华,便溏或便秘,舌质淡有齿痕,苔薄白,脉沉细弱	金贵肾气丸、附子理中丸、小建中颗粒
阴虚体质	缺水,口干,大便干燥,五心烦热	发热,手足心热,腹满,口渴咽干欲饮,全身乏力,气短懒言,消瘦,脐腰隐痛,夜尿多,食少纳差,大便秘结,舌质暗红,有裂纹,少苔,脉沉细或细数	参麦颗粒、丹栀逍遥丸、知柏地黄丸、消渴丸
痰湿体质	缺水,口干,大便干燥,五心烦热	腹痛,头晕昏蒙,身体沉重,易困,咳痰不爽	二陈丸、平胃丸
湿热体质	长痘,生疮,大便黏腻,舌苔黄腻	脘腹胀痛,胸闷不舒,发热,身目发黄,黄色鲜明,烦渴引饮,大便黏腻不畅,小便短黄,舌质红,苔黄腻或薄黄,脉弦数	清胰利胆颗粒、胰胆炎合剂、龙胆泻肝丸

续表

体质	特点	症状	用药
血瘀体质	长斑，月经不调，心慌心悸	腹部刺痛拒按，痛处不移，或可扪及包块，皮肤青紫有瘀斑，发热夜甚，躁扰不宁，口干不渴，大便燥结不通，小便短涩，舌质红或有瘀斑，脉弦数或涩	清胰利胆颗粒、丹参片、血府逐瘀颗粒
气郁体质	郁闷，焦虑与抑郁很多时候一起存在	腹痛，烦躁易怒，善太息，乳房胀痛，忧思多虑	逍遥丸、舒肝解郁胶囊、柴胡疏肝丸、越鞠丸
特禀体质	易过敏	腹痛	小柴胡颗粒

四、养生保健

1. 减少脂肪的摄入，禁止暴饮暴食。过度的摄入脂肪及暴饮暴食可能导致肠胃功能紊乱，使肠道的正常活动受到阻碍，将会阻碍胆汁和胰液正常流动而引起胰腺炎。如含脂肪较多的食物，如肥肉、花生、芝麻、油酥点心、油炸食品等均应禁止食用。

2. 避免过度的饮酒，养成良好的生活习惯。过度饮酒导致慢性酒精中毒使肝胰受到伤害，抵抗感染的能力下降，从而转化为胰腺疾病。想要防止胰腺炎的发生，平时一定要注意养成良好健康的饮食习惯，一日三餐最好定时定量。

3. 保持充足的营养，养成良好的饮食习惯。多服用营养类食物如豆腐、鱼等等，忌辛辣辣椒、姜、蒜，以及刺激性的食物如辣椒、花椒粉、咖喱粉。

4. 其他治法

（1）针灸治疗：①取穴：足三里、下巨虚、内关、中脘、胰腺穴、阳陵泉、阴陵泉、梁门、地机、脾俞、胃俞、胆俞等，临床尚可酌情选取公孙、神阙、天枢、合谷、章门、气海、内庭、期门、血海、膈俞、太冲、膻中等穴，以增强疗效。②操作方法：以毫针为主，辨证施以补法、泻法或平补平泻等，也可电刺激。③疗程：7天为1个疗程，连续治疗1至2个疗程。

（2）中药灌肠：运用中药灌肠是值得重视的方法。在患者呕吐，难以进药、服药后大便仍未排解、腹痛顽固，可用中药灌肠。灌肠疗法既可免除呕吐拒药，又能够便于药液直接浸入腹中迅速产生疗效。灌肠疗法，除能够增加胃肠蠕动，排出肠中毒以外，还可缓解胆管、胰腺的梗阻，起到肠道内引流作用，对本病的治疗有较大的意义。

5.代茶饮：柴胡15 g、黄芩10 g、白芍10 g、枳实5 g、半夏10 g、生姜10 g、甘草5 g、大枣15 g、紫草5 g。

编写者：咸乃宁　张来福

第九章　慢性胃病

第一节　功能性消化不良

一、疾病概述

功能性消化不良是指由胃和十二指肠功能紊乱所引起的疾病，主要症状包括上腹痛、上腹灼热感、餐后饱胀和早饱等，呈慢性反复发作，诊断前症状至少出现6个月，近3个月有明显症状，经检查排除引起这些症状的器质性改变或代谢性异常的一组临床综合征。流行病学调查显示，功能性消化不良在全世界的患病率较高，亚洲约5%~30%，功能性消化不良之所以受到人们重视，是因为它不仅发病率高，而且会影响生活质量、工作和家庭关系，并在全球范围内造成高昂的医疗费用。

西医认为功能性消化不良的病因病理尚不完全清楚，但目前认为其是胃肠道生理异常和社会心理因素之间复杂作用的结果，主要与脑肠轴、胃肠运动功能异常、内脏敏感性增高、胃酸分泌过多、幽门螺杆菌感染及精神心理障碍等有关。此外，功能性消化不良还与遗传因素、早期家庭因素和应激等多种因素有关。

中医认为本病主要的病因病机为禀赋不足、脾胃虚弱，饮食不节、食滞胃脘，情志不畅、肝气郁结，内伤外感、湿热中阻，日久失治、寒热错杂。

杂或虚火内盛、胃阴不足等。病位在胃，但与肝脾关系密切；情志不畅和饮食积滞存在于功能性消化不良发病的整个过程，脾虚气滞是功能消化不良的中心。

二、临床诊断

功能性消化不良在临床表现为中上腹疼痛、饱胀或不适、烧灼感、早饱，可伴有嗳气、恶心、呕吐，部分患者可有中上腹压痛。胃镜及病理检查仅见慢性非活动性炎症，上消化道钡餐造影未见明显异常。B超未见肝胆胰脾等脏器有异常改变。功能性消化不良必须包含以下一项或多项症状：①餐后饱胀；②早饱感；③上腹痛；④上腹烧灼感。且无可以解释上述症状的结构性疾病的证据（包括胃镜检查）。因此，功能性消化不良依靠症状、体征、影像学征作为诊断依据，如胃镜、消化系超声等。

三、治疗方法

1. 西医治疗原则

西医治疗主要在于祛除诱因、对症治疗，以缓解症状，提高患者的生活质量，预防复发。可选择应用抑制胃酸分泌药、促胃肠动力药、抗抑郁药，有幽门螺杆菌感染存在者还宜根除幽门螺杆菌。

2. 中医治疗原则

临床中，功能性消化不良患者中医辨证属脾虚气滞型者居多，且各个证型患者大都兼有脾虚气滞症状，故补益脾胃应贯穿始终，还需重视理气化瘀的作用。因此治疗以健脾和胃、理气消胀为主，同时兼顾祛湿化痰、疏肝解郁、清化湿热等。

3. 分证论治

证型	症状	治法	中成药
脾虚气滞	胃部胀满或疼痛，餐后明显，胸脘不舒，反复发作，时轻时重，呃逆嗳气，气短乏力，大便稀溏，舌淡胖，苔白，脉象弦细	健脾和胃，理气消胀	香砂六君丸、补中益气丸、逍遥丸、红花逍遥片、枳术宽中胶囊、健胃消食口服液

续表

证型	症状	治法	中成药
肝胃不和	胃脘胀满或疼痛，痞塞不舒，纳少，心烦易怒，两胁作胀，善太息，舌苔薄白，脉弦	理气解郁，和胃降逆	胃苏颗粒、越鞠丸、加味左金丸、舒肝和胃丸、舒肝健胃丸、柴胡舒肝丸、达立通颗粒、复方陈香胃片、金佛止痛丸
脾胃湿热	胃脘痞满，食少纳呆，口干不欲饮，口苦心烦，身重困倦，大便不爽，小便赤黄，舌红，苔黄腻，脉滑数	清热化湿，理气和中	九胃泰颗粒、枫蓼肠胃康颗粒、胃肠安丸
脾胃虚寒	胃脘痞满或隐痛，喜温喜按，食后加重，畏寒肢冷，食少纳呆，神疲乏力，肠鸣便溏，遇冷加重，舌淡胖，苔白，脉沉迟	健脾和胃，温中散寒	附子理中丸、小建中颗粒、温胃舒胶囊、虚寒胃痛颗粒、香砂平胃颗粒
寒热错杂	胃脘痞满，灼热不舒，喜进冷饮，嘈杂反酸，口干口苦，心烦燥热，畏寒肢冷，肠鸣便溏，舌淡，苔黄，脉沉细数。	寒热并用，和中消痞	荆花胃康胶丸

4. 辨体质用药

体质	特点	症状	用药
平和体质	健康体质，不偏不倚，生病较少，即使生病也能很快康复	不易出现胃痛	
气虚体质	平素容易疲乏，易出汗，气短，易感冒，身体沉重，体内水气运化失健，水湿停留体内，舌胖大，齿痕重	胃部胀满或疼痛，餐后明显，胸脘不舒，反复发作，时轻时重，呃逆嗳气，气短乏力，大便稀溏，舌淡胖，苔白，脉象弦细	香砂六君丸、补中益气丸、逍遥丸、红花逍遥片、枳术宽中胶囊、健胃消食口服液

续表

体质	特点	症状	用药
阳虚体质	怕冷,尤其是下半身凉,易腹泻,或者出现上半身热、下半身凉的情况	胃脘痞满或隐痛,喜温喜按,食后加重,畏寒肢冷,食少纳呆,神疲乏力,肠鸣便溏,遇冷加重,舌淡胖,苔白,脉沉迟	附子理中丸、小建中颗粒、温胃舒胶囊、虚寒颗粒、香砂平胃颗粒
阴虚体质	缺水,口干,大便干燥,五心烦热	嘈杂似饥,饥不欲食,口干不欲饮,咽干唇燥	阴虚胃痛片
痰湿体质	肥胖,大腹便便,易打鼾	胃痛,身体沉重,易困,咳痰不爽	香砂养胃颗粒
湿热体质	长痘,生疮,大便黏腻,舌苔黄腻	胃脘痞满,食少纳呆,口干不欲饮,口苦心烦,身重困倦,大便不爽,小便赤黄,舌红,苔黄腻,脉滑数	三九胃泰颗粒、枫蓼肠胃康颗粒、胃肠安丸
血瘀体质	女性面部易长斑,月经不调,容易痛经,皮肤易干燥,男女均易出现心慌心悸、失眠健忘症状	胃脘胀痛或刺痛,痛处不移,夜间痛甚,口干不欲饮,舌质紫暗或有瘀点、瘀斑,脉涩	复方三七胃痛胶囊、元胡止痛片、荜铃胃痛颗粒、六味安消胶囊
气郁体质	郁闷,焦虑与抑郁很多时候一起存在,有时咽部出现异物感(与进食无关),喜怒善哭	胃脘胀满或疼痛,痞塞不舒,纳少,心烦易怒,两胁作胀,善太息,舌苔薄白,脉弦	胃苏颗粒、越鞠丸、加味左金丸、舒肝和胃丸、舒肝健胃丸、柴胡舒肝丸、达立通颗粒、复方陈香胃片、金佛止痛丸、沉香化滞丸
特禀体质	易过敏	胃痛	小柴胡颗粒

四、养生保健

1. 建立良好的生活习惯：早睡早起，生活规律，起居有序，适当参加体育锻炼，不吸烟（或戒烟），适量饮酒。

2. 养成良好的饮食习惯：功能性消化不良的治疗中，饮食调节是关键，选择细软、营养丰富、易于吸收的食物，在烹饪方法上采取焖、炖、煮等方式，如粥、面、鱼、豆腐、蒸水蛋等食物。

3. 保持乐观的心情，避免不必要的忧虑。

4. 针灸疗法

（1）取足三里、天枢、气海、中脘、内关、期门、阳陵泉，每次选用3~5个穴位，采用平补平泻手法进行针刺治疗。此法适用于中医辨证属实证之功能性消化不良。

（2）取脾俞、胃俞、中脘、内关、足三里，采用补法进行针刺治疗。此法适用于中医辨证属虚证之功能性消化不良。

5. 按摩：取仰卧位，右手平掌，五指放松，用掌面贴于胃脘部，并以胃脘为中心，手掌由右向左按顺时针方向呈圆周状按摩，每分钟按转20圈。用力要适度，按摩范围上至剑突下，下至脐腹部，两侧以肋缘为界，每日练习2次，每次15分钟。此法可改善功能性消化不良之胃脘胀满不适。

6. 代茶饮：香附10 g，枳实10 g，白芍10 g，生姜10 g，甘草5 g。

编写者：咸乃宁、胡希昂

第二节　慢性胃炎

一、疾病概述

慢性胃炎系指不同病因所引起的胃黏膜的慢性炎性病变，是一种常见病，其发病率在各种胃病中居首位。自纤维内镜广泛应用以来，对本病认识有明显提高。常见慢性浅表性胃炎、慢性糜烂性胃炎和慢性萎缩性胃炎。大多数病人常无症状，或有程度不同的消化不良症状如上腹隐痛、食欲减退、餐后饱胀、反酸等。慢性萎缩性胃炎患者可有贫血、消瘦、舌炎、腹泻等，个别病人伴黏膜糜烂者上腹痛较明显，并可有出血，如呕血、黑便。症状常常反复发作，无规律性腹痛，疼痛经常出现于进食过程中或餐后，多数位于上腹部、脐周，部分患者部位不固定，轻者间歇性隐痛或钝痛，严重者为剧烈绞痛。

西医认为，由于多数慢性胃炎患者无任何症状，因此难以获得确切的患病率。估计的慢性胃炎患病率要高于当地人群中幽门螺杆菌感染率。幽门螺旋杆菌现症感染者几乎均存在慢性活动性胃炎，即幽门螺旋杆菌胃炎，用血清学方法检测（现症感染或既往感染）阳性者绝大多数存在慢性胃炎。除幽门螺旋杆菌感染外，胆汁反流、药物、自身免疫等因素也可引起慢性胃炎。因此，人群中慢性胃炎的患病率高于幽门螺旋杆菌感染率。目前我国基于内镜诊断的慢性胃炎患病率接近90%。2011年，中华医学会开展了一项横断面调查，纳入包括10个城市、30个中心、共计8892例有上消化道症状且经胃镜检查证实的慢性胃炎患者，结果表明在各型慢性胃炎中，全内镜诊断慢性非萎缩性胃炎最常见（49.4%），其次是慢性非萎缩性胃炎伴糜烂（42.3%）。慢性胃炎的发病率有随年龄增长而升高的趋势。

中医学认为，慢性胃炎病因虽有食积、湿热、瘀血阻胃，或肝气犯胃，或气虚、阴虚、阳虚，胃失所养等不同，但终致胃之气机壅滞、胃失和降、不通则痛则是共同的病机。其临床多表现为本虚标实、虚实夹杂之证，病位在胃，与肝、脾两脏关系密切，基本病机是胃失和降。

二、临床诊断

慢性胃炎的临床表现可见胃痛、胃胀、恶心、呕吐、反酸、烧心和打嗝等消化系统的症状，体征为剑突下散在压痛，其确诊主要依赖于内镜检查，胃肠道超声和胃黏膜活检组织学检查，慢性胃炎的诊断应力求明确病因。幽门螺旋杆菌感染是慢性胃炎的主要致病因素，故应作为慢性胃炎病因诊断的常规检测。因此慢性胃炎依靠症状、体征、影像学征作为诊断依据，如幽门螺旋杆菌检测、胃镜、消化系超声等。

三、治疗方法

1. 西医治疗原则

目前，现代医学对于慢性胃炎的治疗主要以促胃动力药物、消化酶制剂、胃黏膜保护剂、根除幽门螺旋杆菌及抑酸药为主，有明显精神心理因素的慢性胃炎患者可联合使用抗抑郁药或抗焦虑药。

2. 中医治疗原则

慢性胃炎在治疗上常以理气和胃止痛为基本原则，但须辨证论治，个体化治疗。邪实者以祛邪为急，正虚者以扶正当先，虚实夹杂者又应邪正兼顾。临证时要结合具体病机，灵活运用健脾、益气、化湿、温中、活血、养阴等治法。

3. 分证论治

证型	症状	治法	中成药
肝胃气滞	胃脘胀满或胀痛，胁肋部胀满不适或疼痛，症状因情绪因素诱发或加重，嗳气频作，舌淡红，苔薄白，脉弦	疏肝和胃，理气止痛	气滞胃痛颗粒、胃苏颗粒
肝胃郁热	胃脘灼痛，两胁胀闷或疼痛，心烦易怒，反酸或烧心，口干，口苦，大便干燥，舌质红，苔黄，脉弦或弦数	清肝和胃	达立通
胃阴不足	胃脘灼热疼痛，胃中嘈杂，似饥而不欲食，口干舌燥，大便干结，舌红少津或有裂纹，苔少或无，脉细或数	滋养胃阴	养胃舒胶囊

续表

证型	症状	治法	中成药
脾胃湿热	脘腹痞满或疼痛，大便黏腻或溏滞，食少纳呆，口苦，口臭，精神困倦，身体困重，舌质红，苔黄腻，脉滑或数	清热化湿	三九胃泰颗粒、金胃泰胶囊
脾胃虚寒	胃痛隐隐，绵绵不休，喜温喜按，劳累或受凉后发作或加重，泛吐清水，精神疲倦，四肢倦怠，腹泻或完谷化，舌淡胖，边有齿痕，苔白滑，脉沉弱	温中补虚	温胃舒胶囊、虚寒胃痛颗粒、香砂养胃颗粒、小建中颗粒
胃络瘀阻	胃脘痞满或痛有定处，胃痛日久不愈，痛如针刺，舌质暗红或有瘀点、瘀斑，脉弦涩	活血化瘀	荜铃胃痛颗粒、荆花胃康胶丸、摩罗丹

4. 辨体质用药

体质	特点	症状	用药
平和体质	健康体质，不偏不倚，生病较少，即使生病也能很快康复	不易出现胃痛	
气虚体质	平素容易疲乏，易出汗，气短，易感冒，身体沉重，体内水气运化失健，水湿停留体内，舌胖大，齿痕重	胃脘部隐隐作痛，倦怠乏力，少气懒言，纳少便溏	补中益气丸、人参健脾丸、四君子丸
阳虚体质	怕冷，尤其是下半身凉，易腹泻，或者出现上半身热、下半身凉的情况	胃痛隐隐，绵绵不休，喜温喜按，劳累或受凉后发作或加重，泛吐清水，精神疲倦，四肢倦怠，腹泻或含不消化食物，舌淡胖，边有齿痕，苔白滑，脉沉弱	金匮肾气丸、小建中颗粒、温胃舒胶囊、虚寒胃痛颗粒、香砂养胃颗粒、附子理中丸

续表

体质	特点	症状	用药
阴虚体质	缺水，口干，大便干燥，五心烦热	嘈杂似饥，饥不欲食，口干不欲饮，咽干唇燥	养胃舒胶囊、丹栀逍遥丸、达立通
痰湿体质	肥胖，大腹便便，易打鼾	胃痛，身体沉重，易困，痰不爽	香砂养胃颗粒
湿热体质	长痘，生疮，大便黏腻，舌苔黄腻	脘腹痞满或疼痛，大便黏腻或溏滞，食少纳呆，口苦，口臭，精神困倦，身体困重，舌质红，苔黄腻，脉滑或数	龙胆泻肝丸、三九胃泰颗粒、金胃泰胶囊
血瘀体质	女性面部易长斑，月经不调，容易痛经，皮肤易干燥，男女均易出现心慌心悸、失眠健忘症状。身体出现固定痛点的疼痛	胃脘痞满或痛有定处，胃痛日久不愈，痛如针刺，舌质暗红或有瘀点、瘀斑，脉弦涩	荜铃胃痛颗粒、荆花胃康胶囊、摩罗丹
气郁体质	郁闷，焦虑与抑郁很多时候一起存在，易出现胸闷气短、两胁胀痛、善太息症状，有时可出现全身各处窜通，疼痛不固定	胃脘胀满或胀痛，胁肋部胀满不适或疼痛，症状因情绪因素诱发或加重，嗳气频作，舌淡红，苔薄白，脉弦	逍遥丸、舒肝解郁胶囊、柴胡疏肝丸、越鞠丸
特禀体质	易过敏	胃痛	小柴胡颗粒

四、养生保健

1. 饮食控制。关于饮食行为与慢性胃炎的关系研究显示，进餐无定时、进食过快、暴饮暴食、喜食热烫食、烧烤、口味偏咸、饮酒等为慢性胃炎的危险因素。慢性胃炎患者应尽量避免服用对胃黏膜有刺激或损伤的食物

（如辛辣刺激性的食物）及药物（如非甾体类抗炎药）。

2.保持良好的心情。慢性胃炎患者应保持心情舒畅，避免不良情绪的刺激，必要时向心理医师咨询。

3.生活调摄。应当避免长期过度劳累，尤其在冬春季节注意休息。

4.定期复查胃镜、幽门螺旋杆菌。

5.其他治疗

（1）针灸治疗：针灸治疗对慢性胃炎的症状改善有作用，用温针配合艾灸，可有效地缓解慢性胃炎脾胃虚寒证患者的症状，提高生活质量。针灸治疗常用取穴有足三里、中脘、胃俞、脾俞、内关等。肝胃不和加肝俞、太冲、期门，伴郁热加天枢、丰隆，脾胃虚弱者加脾俞、梁丘、气海，胃阴不足加三阴交、太溪，脾胃虚寒重者，可灸上脘、中脘、下脘、足三里，兼有恶心、呕吐、嗳气者，加上脘、内关、膈俞，痛甚加梁门、内关、公孙，消化不良者加合谷、天枢、关元、三阴交，气滞血瘀证加太冲、血海、合谷，气虚血瘀证加血海、膈俞等。兼有实证者用针刺，虚证明显者用灸法，虚实夹杂者宜针灸并用。

（2）心理干预：精神刺激是引起慢性胃炎的重要因素，而慢性胃炎患者的焦虑与抑郁量表评分也较正常人高。常见的心理障碍包括丧失治疗信心、恐癌心理及对特殊检查的恐惧等。加强对慢性胃炎患者的心理疏导对缓解慢性胃炎的发病、减轻症状，提高生活质量有一定的帮助

（3）熨敷：食盐适量炒热，乘热敷熨在胃脘部，用于治疗胃寒作痛。

6.代茶饮

（1）气滞：枳实 10 g，白及 10 g。

（2）胃寒：高良姜 10 g，香附 10 g，海螵蛸 10 g，陈皮 10 g。

（3）虚寒：党参 10 g，白芍 10 g，桂枝 10 g，生姜 10 g，甘草 10 g，大枣 10 g。

（4）寒热错杂：良姜 10 g，香附 10 g，黄连 5 g，苍术 5 g，枳实 5 g，海螵蛸 10 g，五灵脂 10 g。

编写者：咸乃宁

第三节　消化性溃疡

一、疾病概述

消化性溃疡主要指发生于胃和十二指肠的慢性溃疡，主要病变是黏膜的局限性组织缺损、炎症与坏死性病变，深达黏膜肌层。病变是黏膜被胃酸、胃蛋白酶自身消化所致，故称消化性溃疡。流行病学调查显示，在我国接受胃镜检查的患者中，消化性溃疡的检出率为 10.3％~32.6％，其中胃溃疡 25.2％，十二指肠溃疡 70.7％，吻合口溃疡 0.6％，复合溃疡 3.5％，十二指肠溃疡：胃溃疡＝2.81：1。消化性溃疡的自然复发率较高，但经幽门螺旋杆菌根治成功后，复发率可降为 3％~7％；如幽门螺旋杆菌根治失败，则溃疡的复发率依然很高。

西医认为消化性溃疡的发生是一种或多种有害因素对黏膜的破坏超过黏膜抵御损伤和自身修复能力所产生的综合结果。消化性溃疡的发生与胃酸、胃蛋白酶、幽门螺杆菌、非甾体抗炎药等损害因子和黏液—碳酸氢盐屏障、黏膜血流、前列腺素、细胞更新、上皮生长因子等黏膜防御机制之间的相互作用有关。在溃疡活动期，在溃疡的底部，由表面向深部依次分为 4 层：第一层为急性炎性渗出物，系由坏死的细胞、组织碎片和纤维蛋白样物质组成；第二层为以中性粒细胞为主的非特异性细胞浸润所组成；第三层为肉芽组织层，含有增生的毛细血管、炎性细胞和结缔组织的各种成分；最底层为纤维样或瘢痕组织层，呈扇形，可扩展到肌层，甚至可达浆膜层。溃疡边缘的黏膜有明显的上皮细胞再生和炎症性变化，常见腺体有肠化生。瘢痕区域内的血管壁变厚，偶有血栓形成。

中医认为消化性溃疡的病因主要为情志所伤，饮食劳倦等，病位在胃，与肝脾密切相关。其脾胃气虚是消化性溃疡的发病之本，脾胃气虚致气血生化乏源，正气不足，外感邪毒易于侵袭脾胃，并易产生食滞、瘀血、痰饮等，影响脏腑气机，胃膜失养而成溃疡。

二、临床诊断

消化性溃疡往往具有典型的临床症状，但要注意特殊类型溃疡症状往往不典型，还有极少数患者无症状，甚至以消化性溃疡的并发症如穿孔、上消化道出血为首发症状。消化性溃疡除在相应部位有压痛之外，无其他对诊断有意义的体征。但要注意，如患者出现胃型及胃蠕动波示有幽门梗阻，或出现局限性或弥漫性腹膜炎体征，则提示溃疡穿孔。胃镜检查：胃镜可对消化性溃疡进行最接的检查，而且还可以取活体组织做病理和幽门螺杆菌检查。内镜诊断应包含溃疡的部位、大小数目以及溃疡的分期：活动期、愈合期、瘢期。对胃溃疡应常规取活体组织做病理检查。X线钡餐检查：气钡双重对比可以显示 X 的直接征象（具有诊断意义的龛影）和间接征象（对诊断有参考价值的局部痉挛、激惹及十二指肠球部变形）。幽门螺杆菌检查：通过胃镜可以取胃窦黏作快速尿素酶试验、组织学检查或者作 Hp 培养。因此，消化性溃疡依靠症状、体征、影像学征作为诊断依据，如幽门螺旋杆菌检测、胃镜、X 线、消化系超声等。

三、治疗方法

1. 西医治疗原则

抑制胃酸、保护胃黏膜、根除幽门螺杆菌、注意心理及饮食因素、对症及出现并发症及癌变者应手术治疗。

2. 中医治疗原则

本病病理基础是脾胃虚弱，基本病变是胃络损伤。生理上胃主纳，喜润恶燥，以降为顺；脾主运，喜燥恶湿，以升为宜，其纳、运、升、降、润、燥概括了脾胃的生理特性和喜恶，当脾胃纳、运、燥、湿失常时，最终均可出现升降失常症状。故治疗应重在理气和胃止痛，调治肝脾、辨证应用理气、化瘀、泄热、化湿、养阴、温阳等法使胃复和降，通而不痛。

3. 分证论治

证型	症状	治法	中成药
肝胃不和	胃脘胀痛，窜及两胁，胸闷喜叹息，遇情志不遂胃痛加重，嗳气频繁，舌质淡红，苔薄白或薄黄，脉弦	疏肝理气，和胃止痛	健胃愈疡片、胃苏颗粒、甘海胃康胶囊、东方胃药胶囊
脾胃虚寒	胃脘隐痛，喜暖喜按，空腹痛重，得食痛减，倦怠乏力，食少便溏，舌淡胖、边有齿痕，舌苔薄白，脉沉细或迟	温中健脾，和胃止痛	温胃舒胶囊、小建中颗粒、安胃疡胶囊
脾胃湿热	胃脘灼热疼痛，口干口苦，身重困倦，恶心呕吐，苔黄厚腻，脉滑	清利湿热，和胃止痛	胃热清胶囊、胃力康颗粒、荆花胃康胶丸
胃阴不足	胃脘隐痛或灼痛，饥不欲食，口干，大便干燥	健脾养阴，益胃止痛	养胃舒颗粒、阴虚胃痛片
瘀血阻络	胃脘胀痛或刺痛，痛处不移，夜间痛甚，口干不欲饮，舌质紫暗或有瘀点、瘀斑，脉涩	活血化瘀，通络止痛	复方三七胃痛胶囊、元胡止痛片、荜铃胃痛颗粒

4. 辨体质用药

体质	特点	症状	用药
平和体质	健康体质，不偏不倚，生病较少，即使生病也能很快康复	不易出现胃痛	
气虚体质	平素容易疲乏，易出汗，气短，易感冒，身体沉重，体内水气运化失健，水湿停留体内，舌胖大，齿痕重	胃脘部隐隐作痛，倦怠乏力，少气懒言，纳少便溏	健胃愈疡片、胃苏颗粒、甘海胃康胶囊

续表

体质	特点	症状	用药
阳虚体质	怕冷，尤其是下半身凉，易腹泻，或者出现上半身热、下半身凉的情况	胃脘隐痛，喜暖喜按，空腹痛重，得食痛减，倦怠乏力，食少便溏，舌淡胖、边有齿痕，舌苔薄白，脉沉细或迟	胃炎宁颗粒、温胃舒颗粒、小建中颗粒、安胃疡胶囊、虚寒胃痛颗粒、良附丸
阴虚体质	缺水，口干，大便干燥，五心烦热	嘈杂似饥，饥不欲食，口干不欲饮，咽干唇燥	养胃舒胶囊、阴虚胃痛片
痰湿体质	肥胖，大腹便便，易打鼾	胃痛，身体沉重，易困，咳痰不爽	香砂养胃颗粒、良附丸
湿热体质	长痘，生疮，大便黏腻，舌苔黄腻	胃脘灼热，口干喜冷饮，恶心，大便不爽，舌苔黄腻，脉滑数	胃热清胶囊、胃力康颗粒、荆花胃康胶丸
血瘀体质	女性面部易长斑，月经不调，容易痛经，皮肤易干燥，男女均易出现心慌心悸、失眠健忘症状。腹部痛处多集中在中上腹或中上腹稍偏右的位置，喜温喜按	胃脘胀痛或刺痛，痛处不移，夜间痛甚，口干不欲饮，舌质紫暗或有瘀点、瘀斑，脉涩	复方三七胃痛胶囊、元胡止痛片、荜铃胃痛颗粒
气郁体质	郁闷，焦虑与抑郁很多时候一起存在	胃脘痛，烦躁易怒，善太息，忧思多虑	胃炎宁颗粒、逍遥丸、舒肝解郁胶囊、柴胡疏肝丸、东方胃药胶囊
特禀体质	易过敏	胃痛	小柴胡颗粒

四、养生保健

1. 饮食情绪疗法。消化性溃疡患者在服药期间饮食宜清淡，忌食生冷油腻辛辣及不易消化的食物，保持心情舒畅，忌情绪激动或生闷气，以免加重病情。

2. 忌空腹上班和空腹就寝。由于消化性溃疡的形成和发展与胃液中的胃酸和胃蛋白酶的消化作用有关，所以应避免空腹。

3. 心理疗法：针对溃疡病人采取有针对性的心理、社会文化的护理。通过下棋、看报、听音乐等消除紧张感，还可配合性格训练，如精神放松法、呼吸控制训练法、气功松弛法等，减少或防止溃疡的发生。告知病人情绪反应与溃疡的发展及转归密切相关，提高病人情绪的自我调控能力及心理应急能力，全面客观地认识溃疡病。告诫病人重视不良行为的纠正。

4. 加强体育锻炼。八段锦作为中国传统保健养生方法，其整体调理作用对消化性溃疡病的痊愈及减少药物依赖有独到疗效，共四组动作：①两手托天理三焦；②调理脾胃臂单举；③摇头摆尾去心火；④两手攀足固肾腰。

5. 针灸疗法

（1）肝胃不和证选穴：中脘、内关、足三里、阳陵泉、合谷、太冲，针刺手法以泄法为主，重在泄肝气以和胃气。以上腧穴可以交替针刺。

（2）瘀血阻络证选穴：中脘、内关、足三里、脾俞、血海，针刺手法以补益为主。以上腧穴可以交替针刺。

（3）脾胃虚寒证选穴：足三里、血海、关元、天枢、里内庭、脾俞、章门，针刺手法以补益为主。以上腧穴可以交替针刺。

（4）肝胃湿热证选穴：内关、中脘、足三里、阴陵泉、上巨虚、太冲、内庭，针刺用泻法。以上腧穴可以交替针刺。

（5）胃阴不足证选穴：选脾、胃、中脘、内关、足三里、三阴交、太溪等穴，针刺用补法。以上腧穴可以交替针刺。

6. 热敏灸疗法：热敏穴位以腹部、背部及小腿外侧为热敏穴位高发区，多出现在中脘、肝俞、脾俞、阳陵泉、足三里等区域。每次选取上述1~2

组穴位，每天 1 次，10 次为 1 个疗程，每次治疗以灸至感传消失为度，疗程间休息 2~5 天，共 2~3 个疗程。

　7. 代茶饮：生黄芪 10 g，饴糖 10 g，内金 10 g，海螵蛸 10 g，仙鹤草 10 g，丹参 10 g。

编写者：咸乃宁　张来福

第十章　肠疾病

第一节　肠易激综合征

一、疾病概述

肠易激综合征是一组持续或间歇性发作，以腹痛、腹胀、排便习惯和（或）大便性状改变为临床表现，而缺乏胃肠道结构和生化异常的肠道功能紊乱性疾病，是功能性肠病中的一类。该病症状的出现或加重常与精神因素或应激状态有关，白天明显，夜间睡眠后减轻，常与其他胃肠道功能紊乱性疾病如功能性消化不良并存伴发。按照大便的性状将肠易激综合征分为腹泻型、便秘型、混合型和不定型四种临床类型，我国以腹泻型多见。同时应注意有无报警征象，如发热、消瘦、贫血、腹部包块、频繁呕吐、呕血或黑便、年龄＞40岁的初发病者、有肿瘤（结肠癌）家族史等，对于有报警征象者建议及时行相关检查。肠易激惹综合征发病率很高，是一种最常见的功能性胃肠病，流行病学调查显示，肠易激综合征是一种世界范围内的多发病，我国城市的患病率约为5%，在欧美国家则为10%~20%。本病可发生于任何年龄，但以青壮年为多，据研究显示女性发病率高于男性。在我国，肠易激综合征患者在消化专科门诊中就诊的比例达20%~50%。目前，西医认为肠易激综合征是一种多因素引起的疾病，病因和发病机制尚未完全阐明。据现阶段的研究本病主要的基本病因包括，内脏高敏感性、胃肠动力学异常、神经系统异常、肠道感染、肠道微生态失衡、精神心理障碍等。此外，急性和慢性应激事件均可诱发或加重症状。另外，胃肠炎、食物不耐受、慢性应激、外科手术及某些药物等因素是诱发或加重症状的主要因素。

中医学认为肠易激综合征的发生多由外感时邪、饮食不节、情志失调、素体脾虚或久病伤脾、痰湿内阻、脾肾受损导致脾失健运，运化失司，形成水湿、痰瘀、食积等病理产物，阻滞中焦气机，引起肠道功能紊乱；肝失疏泄，横逆犯脾，脾气不升则腹胀、腹泻；腑气通降不利则腹痛，肠腑传导失司则便秘。因此，本病病位在肠，涉及肝、脾、肾三脏，脾胃虚弱和肝失疏泄存在于肠易激综合征发病的整个过程中。

二、临床诊断

肠易激综合征在临床表现主要是难以用疼痛来形容的腹部不适感或腹痛，其腹痛不适和腹部可在排便后缓解；同时出现排便异常，可表现为腹泻或便秘，可单个出现亦可混合出现；该病是一种功能性肠病，无特殊体征，实验室检查及影像检查均无异常，为诊断需要，应做相关排除性检查，如粪便常规、血常规、肠镜、肝功、肾功、消化系超声、肿瘤标志物或必要时可行腹部 CT 扫描。诊断标准：反复发作的腹痛，近 3 个月内平均发作至少每周 1 日，伴有以下 2 项或 2 项以上：（1）与排便相关；（2）伴有排便频率的改变；（3）伴有粪便性状（外观）改变。诊断前症状出现至少6 个月，近 3 个月符合以上诊断标准。

三、治疗方法

1. 西医治疗原则

肠易激综合征的治疗目标是消除患者顾虑，缓解症状和提高生活质量。治疗手段包括健康教育、饮食治疗、药物治疗以及替代治疗等。药物治疗主要是对症治疗，常用解痉剂如抗胆碱能药物，止泻药如双八面体蒙脱石等，导泻药如欧车前亲水胶、聚乙二醇等，肠动力感觉调节剂如阿洛司琼等，另外可应用益生菌改善症状，对伴有较明显精神症状者可应用抗抑郁药。

2. 中医治疗原则

因脾胃虚弱和肝失疏泄存在于肠易激综合征发病的整个过程中，故在治疗肠易激惹综合征腹泻型上常以健脾益气、疏肝理气为治疗原则，随病情发展予祛湿、温阳等不同治法。肠易激综合征便秘型应首先分清虚实，再进行治疗。

3. 分证论治

类型	证候	症状	治法	中成药
腹泻型	脾虚湿阻	餐后大便溏泻，畏生冷饮食，腹胀肠鸣，易汗出，食少纳差，乏力懒言，舌质淡，或有齿痕，苔白，脉细弱	健脾益气，化湿消滞	参苓白术丸、人参健脾丸、补脾益气丸、补脾益肠丸、肠泰合剂
	脾肾阳虚	黎明即泻，腹部冷痛，得温痛减，腰膝酸软，大便或有不消化食物，形寒肢冷，舌质淡胖，边有齿痕，苔白滑，脉沉细	温补脾肾	四神丸、附子理中丸、固本益肠片
	肝郁脾虚	腹痛即泻，泻后痛缓，发作与情绪变动有关，肠鸣矢气，胸胁胀满窜痛，腹胀不适，舌淡红或淡暗，苔薄白，脉弦细	抑肝扶脾	痛泻宁颗粒、固肠止泻丸
	大肠湿热	腹痛即泻，泄下急迫或不爽，脘腹不舒，渴不欲饮，口干口黏，肛门灼热，舌红，苔黄腻，脉滑或脉滑数	清热利湿	葛根芩连丸、加味香连丸、肠康胶囊、香连化滞丸、枫蓼肠胃康颗粒、胃肠安丸、胃肠宁片、腹可安片

续表

类型	证候	症状	治法	中成药
便秘型	肠道燥热	腹痛伴排便，大便秘结，大便干硬，腹部胀痛，按之明显，口干口臭，舌质红，苔黄少津，脉细或脉细数	泄热通便，润肠通便	麻子仁丸、麻仁润肠丸、三黄片、一清胶囊、通便灵胶囊、舒秘胶囊
	肝郁气滞	腹痛伴排便，大便干结难解，每于情志不畅时便秘加重，胸胁不舒，腹痛腹胀，嗳气频作，心情不畅时明显，舌质淡或暗淡，苔薄白，脉弦	疏肝理气，行气导致	四磨汤口服液、厚朴排气合剂
	气阴两虚	便秘，大便干结，如羊屎状，大便并不干硬，但排便乏力，舌淡或红，少苔，脉细弱	益气养阴，润肠通便	芪蓉润肠口服液、益气润肠胶囊、益气通便颗粒、润肠宁神膏

4. 辨体质用药

体质	特点	症状	用药
平和体质	健康体质，不偏不倚，生病较少，即使生病也能很快康复	不易出现腹泻	
气虚体质	胖人较多，平素容易疲乏，易出汗，气短，易感冒，身体沉重，体内水气运化失健，水湿停留体内，舌胖大，齿痕重	腹泻水样便，脘腹冷痛	参苓白术丸、人参健脾丸、补脾益肠丸、补中益气丸、肠泰合剂

续表

体质	特点	症状	用药
阳虚体质	怕冷，尤其是下半身凉，易腹泻，或者出现上半身热、下半身凉的情况	肠鸣即泻，泻稀水样便，遇凉加重	四神丸、附子理中丸、固本益肠片
阴虚体质	缺水，口干，大便干燥，五心烦热	便泻不爽，脐腹灼痛	麻子仁丸、麻仁润肠丸、苁蓉润肠口服液、益气润肠胶囊、益气通便颗粒、润肠宁神膏
痰湿体质	肥胖，大腹便便，易打鼾	稀水样便，黏，便后不畅	参苓白术散、藿香正气丸
湿热体质	长痘，生疮，大便黏腻，舌苔黄腻	腹痛下痢，里急后重，大便黏腻，便后不畅	葛根芩连丸、加味香连丸、肠康胶囊、香连化滞丸、枫蓼肠胃康颗粒、胃肠安片、胃肠宁片腹可安片
血瘀体质	长斑，月经不调，心慌心悸	泻下不爽，下痢脓血，色紫暗或黑便	少腹逐瘀丸
气郁体质	郁闷，焦虑与抑郁很多时候一起存在	腹痛即泻，泻后痛减，常因情志或饮食因素诱发大便次数增多	痛泻宁颗粒、固肠止泻丸、四磨汤口服液、厚朴排气合剂
特禀体质	易过敏	腹痛、腹泻	小柴胡汤

四、养生保健

1. 注意劳逸结合，不可太过劳累，保持良好睡眠；暴发型、急性发作和严重慢性型患者，应卧床休息。

2. 注意衣着，保持冷暖适宜；适当进行体育锻炼以增强体质。

3. 一般应进食相对清淡、柔软、易消化、富有营养和足够热量的食物。宜少量多餐，补充多种维生素。勿食生、冷、高脂肪油腻及多纤维素的食物。

4. 注意食品卫生，避免肠道感染诱发或加重本病。忌烟酒、辛辣食品、牛奶和乳制品。

5. 平时要保持心情舒畅，避免精神刺激，解除各种精神压力。

6. 适量摄入酸奶或服用肠道益生菌，可改善肠道微生态环境。

编写者：陈素兰　李爽

第二节　急性肠炎

一、疾病概述

急性肠炎是夏秋季常见的肠道急性炎性反应，多由于细菌及病毒等微生物感染肠道所致，暴饮暴食，饮冰凉饮料过多，进食腐败、污染的食物，受凉，伤寒均可导致疾病的发生。主要表现为腹痛、腹泻，其次为全身不适、食欲减退、恶心、呕吐，甚至发热等。病理生理学角度对腹泻进行分类，可将其分为肠动力紊乱所致腹泻、渗透性腹泻、渗出性腹泻以及分泌性腹泻；从病因角度则可将其分为非感染性腹泻和感染性腹泻两类。流行病学调查显示，我国在 20 世纪 80 年代开展过大规模的全国性急性胃肠炎调查，据 1988 年 21 省（区、市）入户调查结果推算，全国每年约有 8.36 亿人次发病。2010 年 7 月 ~2011 年 7 月，国家食品安全风险评估中心与上海、江苏、浙江、江西、广西、四川 6 个省（区、市）的疾病预防控制中心合作，开展人群急性胃肠炎横断面入户调查。结果表明，急性胃肠炎加权月患病率为 4.7%，发病率为 0.63 次 / 人年。根据 6 个省的急性胃肠炎调查数据表明，急性胃肠炎加权月患病率为 4.2%，发病率为 0.56 次 / 人。西医认为急性肠炎的发生多与细菌和毒素的感染、物理因素、化学因素、精神因素有关。其中以沙门菌属、嗜盐菌感染最为常见。沙门菌属是造成急性肠炎的最主要原因，当进食被污染的家禽、肉、鱼，或是有嗜盐菌生长的螃蟹、海螺，或是被葡萄球菌污染的食物时，则会发生急性肠炎。平时进食粗糙、过冷、过热等刺激性强的食物后，可造成肠道黏膜损伤，极易造成腹痛、腹泻、呕吐等症状，形成急性肠炎。此外，服用阿司匹林、保泰松、抗生素等药物，以及烈酒、咖啡、浓茶等对胃肠道黏膜产生较强刺激的食物，可使胃肠道黏膜糜烂、溃烂或出血，进而引发胃肠炎。研究发现，精神紧张、心理应激等因素均会对胃肠黏膜产生影响，可以造成腹痛、呕吐、腹泻等症状。

中医认为本病的主要病因为感受寒湿或湿热之邪、暴饮伤食、情志失调、病后体虚以及禀赋不足所致，病机根本都与湿邪内盛和脾气虚损有密切的关系，病位主要在脾胃。

二、临床诊断

急性肠炎一般根据有不洁饮食史及临床表现可做出诊断，临床表现主要为腹痛、腹泻、全身不适、食欲减退、恶心、呕吐，甚至发热等，患者可有腹部压痛的体征。其急性肠炎所引起的轻型腹泻，一般状况良好，每天大便在 10 次以下，为黄色或黄绿色，少量黏液或白色皂块，粪质不多，有时大便呈"蛋花汤样"。急性肠炎也可以引起较重的腹泻，每天大便数次可达数十次，大量水样便，少量黏液，恶心呕吐，食欲低下，有时呕吐出咖啡样物。如出现低血钾，可有腹胀，有全身中毒症状，如不规则低热或高热，烦躁不安进而精神不振，意识模糊，甚至昏迷。必要时可做大便常规检查及粪便培养，血白细胞计数可正常或异常。因此急性肠炎的诊断上根据症状体征以及实验室检查为主，如大便常规、血常规等等。

三、治疗方法

1. 西医治疗原则

急性肠炎根据症状的及病情的严重程度不同，其治疗也不同。一般采取卧床休息，抗菌消炎，止呕，止泻，解痉止痛，纠正水和电解质紊乱。

2. 中医治疗原则

中医认为急性肠炎是因湿邪内盛和脾气虚损所致，其在治疗上应采用运脾化湿的治疗大法，同时配以散寒除湿、清热燥湿、消食导滞、健脾和胃的原则。

3. 分证论治

证型	症状	治法	中成药
食滞胃肠	恶心呕吐，厌食，腹痛，泻下秽臭，气迫不爽，泻后痛减，舌质淡红，苔厚腻，脉滑实	消食导滞，和胃降逆	保和丸、保济丸
寒湿阻滞	呕吐清水，恶心，腹泻如水样，腹痛，肠鸣，畏寒，胸闷，纳差，舌质淡，苔白腻，脉濡缓	散寒除湿，和中止泻	藿香正气水
肠胃湿热	病起急骤，恶心呕吐，腹痛阵作，泻下急迫，排便不爽，粪色黄褐而臭，口渴欲饮，舌质红，苔黄腻，脉濡数或滑数	清热化湿，理气止泻	香连丸、枫蓼肠胃康颗粒、葛根芩连丸、胃肠安丸
寒热错杂	湿热泄泻，日久不愈，口苦干呕，腹部冷痛，饮冷则泄泻更甚，舌质红，苔薄黄腻，脉浮缓，沉取无力	寒热并调，理气止泻	克痢痧胶囊

4. 辨体质用药

体质	特点	症状	用药
平和体质	健康体质，不偏不倚，生病较少，即使生病也能很快康复	不易出现急性肠炎	
气虚体质	平素容易疲乏，易出汗，气短，易感冒，身体沉重，体内水气运化不灵，水湿停留体内，舌胖大，齿痕重	大便时溏时泻，迁延反复，食少，食后脘闷不舒，稍进油腻食物，则大便次数增加，面色萎黄，神疲倦怠	参苓白术散
阳虚体质	怕冷，尤其是下半身凉，易腹泻，或者出现上半身热、下半身凉的情况	黎明前脐腹作痛，肠鸣即泻，完谷不化，腹部喜暖，泻后则安，形寒肢冷，腰膝酸软	四神丸、附子理中丸、乌梅丸
阴虚体质	缺水，口干，大便干燥，五心烦热	大便干燥	麻仁润肠丸
痰湿体质	肥胖，大腹便便，易打鼾	大便不成形、黏，便后不畅	参苓白术散
湿热体质	长痘，生疮，大便黏腻，舌苔黄腻	泄泻腹痛，泻下急迫，或泻而不爽，粪色黄褐，气味臭秽，肛门灼热，烦热口渴，小便短黄	葛根芩连丸、复方黄连素片
血瘀体质	长斑，月经不调，心慌心悸	泻下不爽，下利脓血或黑便，腹痛拒按，痛有定处，腹部或有痞块	云南白药胶囊

续表

体质	特点	症状	用药
气郁体质	郁闷，焦虑与抑郁很多时候一起存在	泄泻肠鸣，腹痛攻窜，泻后痛缓，每因抑郁等情志不畅诱发，矢气频作，伴有胸胁胀闷，嗳气食少	痛泻宁颗粒、柴胡舒肝丸、丹栀逍遥丸
特禀体质	易过敏	腹痛、腹泻	小柴胡颗粒

四、养生保健

1. 注意饮食规律。定时定量，避免暴饮暴食，每日三餐均应为营养均衡的膳食。

2. 急性肠炎病人多半身体虚弱、抵抗力差，因而应注意饮食卫生，不吃生冷、坚硬及变质食物，不喝酒，不吃辛辣刺激性强的调味品。

3. 急性肠炎患者如伴有脱水现象时，可喝些淡盐开水、菜汤、米汤、果汁、米粥等，以补充水、无机盐和维生素。

4. 低脂、少纤维。含脂肪太多的食物，除不易消化外，其滑肠作用常会使腹泻症状加重，因此患者不应吃油炸、油煎、生冷及多纤维食物，可选择容易消化的细挂面、烩面片、馄饨、嫩菜叶、鱼、虾、蛋及豆类制品等，以使肠道得到休息。

5. 苹果含有鞣酸及果酸成分，有收敛止泻作用，急性肠炎患者可经常食用煮苹果。

编写者：陈素兰

第三节 便秘

一、疾病概述

便秘的主要临床表现为排便次数减少，粪便干硬或排便困难。排便次数减少指的是每周排便少于 3 次，排便困难包括排便费力、排出困难、排便不尽感、排便费时以及需手法辅助排便。流行病学调查显示，本病在人群中的发病率 3%~21% 之间，大多处于 3%~5% 之间。女性发病率明显高于男性，各个年龄段均可发病，老年人便秘患病率较高，我国慢性便秘患者患病率近年来逐渐上升。

西医认为排便过程是外周神经兴奋，然后冲动传导到初级排便中枢及大脑皮层，引起结肠、直肠、肛门括约肌和盆底肌肉协调运动而共同完成，其中任何一个环节发生障碍均可致便秘的发生。

便秘病因主要与年龄、不良生活习惯、精神心理因素、肠道病变、全身性病变以及医源性（滥用泻药）有关。具体来说，便秘病因包括：（1）结肠肛门疾病：①先天性疾病，如先天性巨结肠；②肠腔狭窄，如炎症性肠病、外伤后期、肠吻合术后的狭窄、肿瘤所致肠狭窄；③出口性梗阻，如盆底失弛缓症、直肠内折叠、会阴下降、直肠前突等；④肛管及肛周疾病，如肛裂、痔等；⑤其他：如肠易激综合征。（2）肠外疾病：①神经与精神疾病，如脑梗死、脑萎缩、截瘫、抑郁症、厌食症等；②内分泌与代谢病，如甲状腺功能减退、糖尿病、铅中毒、维生素 B_1 缺乏；③盆腔疾病，如子宫内膜异位症、前列腺癌等；④药源性疾病，如刺激性泻药（酚酞、大黄、番泻叶）长期大量服用可引起药物继发性便秘，麻醉药（吗啡类）、抗胆碱药、钙通道阻滞剂、抗抑郁药等可引起肠应激下降；⑤肌病，如皮肌炎、硬皮病等。（3）不良生活习惯：①食量过少、食物精细、食物热量过高、吃蔬菜和水果少、饮水少，对肠道刺激不足；②运动少、久坐、卧床，肠动力减弱；③由不良的排便习惯引起。（4）社会与心理因素：①人际关系紧张、家庭不和睦、心情长期处于压抑状态，都可使自主神经紊乱，引起肠蠕动抑制或亢进；②生活规律改变，如外出旅游、住院、突发事件影响，都可导致排便规律改变。

中医认为便秘的病位在大肠，其基本病机为大肠的传导失常，与脾、肺、肝、肾、胃等脏腑功能失调相关，与饮食不节、情志失调、久坐少动、劳倦过度、年老体虚、病后产后、禀赋不足、药物所致等因素，可以导致患者出现胃肠积热，气机郁滞，气虚阳衰及阴亏血少，而致便秘发生。病理性质可概括为寒、热、虚、实四个方面。

二、临床诊断

便秘主要表现是排便次数减少和排便困难，许多患者的排便次数每周少于 3 次，严重者长达 2~4 周才排便 1 次。有的患者可突出地表现为排便困难，排便时间可长达 30 分钟以上，或每日排便多次，但排出困难，粪便硬结如羊粪状，且数量很少。此外，腹胀、食欲缺乏，以及服用泻药不当也可引起排便前腹痛等症状。对于便秘患者的体格检查包括：直肠指检、腹部平片、钡剂灌肠、肛管直肠压力测定、盆底肌电图、球囊逼出实验、排粪造影检查以及结肠传输实验。根据《2017 版便秘的分度与临床策略专家共识》，便秘可分为轻、中、重 3 种程度。①轻度便秘：病程 <6 个月；或病程虽 >6 个月，但排便困难的相关症状较轻，对患者的生活工作影响不大；使用药物、生物反馈治疗及中医非药物治疗等保守治疗有效。根据是否伴有精神心理障碍，轻度便秘又可分为轻度Ⅰ型和Ⅱ型。②中度便秘：病程 >6 个月；病程虽 <6 个月但排粪障碍的相关症状较重，患者自觉特别痛苦；精神心理评估，无精神异常者；经保守治疗无效或效果很差，痛苦大，

严重影响患者生活质量。③重度便秘：符合中度便秘诊断标准，同时伴有精神心理障碍。

三、治疗原则

1. 西医治疗原则

（1）一般治疗：一般治疗包括改变生活习惯、食疗、推拿手法治疗等。改变生活习惯可包括早晨起来空腹一次性喝杯温开水、定时排便、增加运动等。食疗包括服用蜂蜜、香蕉、萝卜等。手法治疗包括捶背法、拍臀法、按摩腹部法等。

（2）药物治疗：便秘的药物可分为调节肠道的微生物制剂、泻剂、促动力药和其他四大类，也可采取灌肠的方式予以解决。

（3）外科手术治疗：经严格的内科治疗仍然效果不佳，且经各种特殊检查明确显示有确凿的病理解剖和功能性异常部位，可考虑选择手术治疗。

2. 中医治疗原则

中医学认为，便秘主要病机为腑行不畅，浊气不降，大肠传导失常。在治疗上基本也都以通为主要原则，然而不同体质导致的便秘的证型也不尽相同，对于不同的体质，不同的证型，有着不同的治疗方法。比如年轻人的便秘多为热秘，是由于不好生活习惯、饮食习惯、排便习惯所致气郁化火，治疗多以建立良好习惯，清热通便为主。老年人便秘则以虚秘为主，可以是气虚、血虚、脾虚甚至阳虚，治疗老年人便秘，饮食不建议多吃，多吃反倒不易消化，可以吃些人参、酸奶等，治疗以补为主。

3. 分证论治

证型	症状	治法	中成药
热积秘	大便干结，腹胀或腹痛，口干、口臭，面赤，心烦，小便短赤，舌红，苔黄燥，脉滑数	邪热导滞，润肠通便	枳实导滞丸、黄连上清片、三黄片、大山楂丸、通便宁片、通便胶囊

证型	症状	治法	中成药
冷积秘	大便艰涩,腹中冷痛,得温则减,口淡不渴,四肢不温,舌质淡暗,苔白腻,脉弦紧	温里散寒,通便止痛	附子理中丸
气滞秘	排便不爽,腹胀,肠鸣,胸胁满闷,呃逆,或矢气频,舌暗红,苔薄白,脉弦	顺气导滞	木香槟榔丸、木香顺气丸、四磨汤口服液、厚朴排气合剂、通便胶囊,当归芦荟丸
气虚秘	排便无力,腹中隐隐作痛,喜揉喜按,乏力懒言,食欲不振,舌淡红、体胖大、或边有齿痕、苔薄白,脉弱	益气润肠	补中益气丸、健脾丸
血虚秘	大便干结,排便困难,面色少华,头晕,心悸,口唇色淡,舌质淡,苔薄白,脉细弱	养血润肠	麻仁软胶囊、麻仁润肠丸、常通舒颗粒
阴虚秘	大便干结如羊屎,口干欲饮,手足心热,形体消瘦,心烦少眠,舌质红、有裂纹、苔少,脉细	滋阴润肠	芪蓉润肠口服液、苁蓉通便口服液、六味地黄丸、滋阴润肠口服液
阳虚秘	大便干或不干,排出困难,畏寒肢冷,面色㿠白,腰膝酸冷,小便清长,舌质淡胖,苔白,脉沉细	温阳通便	金匮肾气丸、济生肾气丸

4. 辨体质用药

体质	特点	症状	用药
平和体质	健康体质，不偏不倚，生病较少，即使生病也能很快康复	不易便秘	
气虚体质	平素容易疲乏，易出汗，气短，易感冒，身体沉重，体内水气运化失健，水湿停留体内，舌胖大，齿痕重	虽有便意，临厕努挣乏力，难以排出，便后乏力	补中益气汤、参苓白术散、枳术丸、人参健脾丸
阳虚体质	怕冷，尤其是下半身凉，易腹泻，或者出现上半身热、下半身凉的情况	排出困难，大便并不干硬，腹中冷痛，拘急拒按，腰膝酸冷，小便清长	金匮肾气丸、理中丸、苁蓉通便口服液、济生肾气丸
阴虚体质	缺水，口干，大便干燥，五心烦热	大便干结，排出艰涩，口干，口臭，心烦，头晕，耳鸣，失眠健忘，潮热盗汗，腰膝酸软	六味地黄丸、增液汤、增液承气汤
痰湿体质	肥胖，大腹便便，易打鼾	排出困难，大便以粘腻不爽	平胃散、六君子丸、二陈丸
湿热体质	长痘，生疮，大便黏腻，舌苔黄腻	大便黏腻，口干，口臭，心烦，头晕，耳鸣，失眠健忘，潮热盗汗，苔黄腻，脉滑数	越鞠保和丸、龙胆泻肝丸、六味安消胶囊

体质	特点	症状	用药
血瘀体质	血瘀体质以血瘀表现为主要特征的体质状态，主要表现为面色晦暗、易有瘀斑、易患疼痛、痛有定处、肿块坚硬、出血紫暗、肤色暗沉、口唇暗淡或紫、眼眶暗黑、发易脱落	排便不畅，腹部胀满，偶有刺痛，痛有定处，舌质紫暗，或有瘀斑，脉涩	逍遥丸、桂枝茯苓丸、血府逐瘀丸、大黄䗪虫丸
气郁体质	形体多消瘦或偏胖，面色苍暗或萎黄，平素性情急躁易怒，易于激动，或忧郁寡欢，胸闷不舒，多为女性，可伴有经前乳房胀痛，或生气郁闷不舒时伴有胁肋疼痛	腹中胀满，胸胁满闷，嗳气，呃逆，食欲不振，肠鸣失气	丹栀逍遥丸、复方芦荟胶囊、木香槟榔丸、木香顺气丸、达利通颗粒、芦荟珍珠胶囊
特禀体质	易过敏		小柴胡颗粒

四、养生保健

1.定时排便。建议每日晨起，饮1杯温开水，活动10分钟后，去排便，就蹲5分钟，不要蹲时间长，时间长容易蹲出痔疮，便不出来也起来，可以适当加大便秘药物用量。

2.成顿吃饭，不吃零食，晚饭必须吃，晚饭主食必须吃，可以多吃粗纤维食物和润肠道食品，同时多饮水，这样才能形成集团蠕动，促进排便。纤维素食物如青菜、大白菜、芹菜、苋菜、竹笋等，不易被肠道吸收，在肠中形成网状组织，可以刺激肠壁，促进蠕动。多吃润滑肠道食品如核桃仁、松子仁、芝麻油、花生油、豆油等，有利排便通畅。

3.多喝水，早上起床以后喝一杯淡盐水，能使肠道保持足够软化大便水分，对大便通畅确有益处。

4.保持心情舒畅。若因焦虑、抑郁等心理因素影响脑肠轴而便秘者，在调体的同时也应缓和情志，做到"形神合一"。避免不良情绪刺激，必要时可给予心理治疗，合并精神心理障碍、睡眠障碍者应给予心理指导和认知疗法。合并明显心理障碍者，科技与抗抑郁、抗焦虑药物治疗。

5. 忌烟、酒、浓茶、辣椒、咖啡等刺激性食品，因它们常使大便干结。

6. 进行适当的户外活。适当加强身体锻炼，特别是腹肌的锻炼。多做下蹲起立及仰卧起坐等动作，老年人的锻炼方式以轻量、适度为宜，可选择散步、太极、做操等。

7. 摩腹：揉肚子可以促进肠道蠕动有助于排便。任何体位均可，用双手叠加按于腹部，先从上往下推 300 下，然后按顺时针方向做环形而有节律的推腹 300 下，注意方向不要错了，不可以逆时针推腹。

8. 代茶饮

（1）火大便秘：莱菔子 10 g，决明子 10 g，白芍 10 g。

（2）老年便秘：生白术 30 g，当归 15 g，人参 3 g，赤茯苓 10 g，白芍 15 g，决明子 15 g，莱菔子 15 g。

9. 其他治法

（1）针灸治疗：便秘选取针刺大肠经的俞募穴可以改善大肠的传导功能，加强理气润肠通便的功效。取穴：大肠俞、天枢。采用俞募配穴法，起到协同、增强疗效的作用；同时也可以结合电针，使针感加强。本法在治疗功能性便秘上具有简、便、廉、效的优点，其远期疗效较好，副作用小，值得临床推广应用。

（2）中药灌肠治疗：将攻下热结的中药（大黄 15 g，枳实 15 g，芒硝 15 g，厚朴 15 g），煎煮成汤剂 200 mL，放置 40℃左右，以手背试水温，避免烫伤。将 100 mL 药液加入灌肠袋中，用润滑油涂抹灌肠器前端，取侧卧位，将臀部抬高 10 cm，灌肠器插入肛门约 10~15 cm，将药液缓慢地灌入后，把卫生纸垫肛门处，取舒适卧位，保留药液，直至便意强烈，不能忍受时排出。直肠直接给药，起效快，有助于提高患者的治疗信心，同时也可以缩短排便时间，避免诱发急性心脑血管意外等并发症。

编写者：杨明　胡希昂

第四节 溃疡性结肠炎

一、疾病概述

溃疡性结肠炎是一种主要累及直肠、结肠黏膜和黏膜下层的慢性非特异性炎症，属于炎症性肠病范畴，临床主要表现为腹痛、腹泻、黏液脓血便等。流行病学调查显示，溃疡性结肠炎在不同国家、地区、种族人群中的发病率不同，有显著的地域和种族差异。我国推测溃疡性结肠炎患病率为 11.6/10 万。近年来随着生活水平的提高，饮食结构、生活习惯的改变，环境的变化，以及诊断技术的不断进步，我国溃疡性结肠炎的发病率逐年增高。时至今日，溃疡性结肠炎的病因及发病机制仍未完全阐明，但多认为其发病与多种因素有关。基因因素可能具有一定地位。心理因素在疾病恶化中具有重要地位，原来存在的病态精神如抑郁或社会距离在结肠切除术后明显改善，有人认为溃疡性结肠炎是一种自身免疫性疾病。同时感染也在病因研究中备受关注，感染可能作为溃疡性结肠炎发病的始动因子，引起免疫反应，或者作为抗原引起肠道黏膜炎症反应的扳机。西医目前认为，炎性肠病的发病是外源物质引起宿主反应、基因和免疫影响三者相互作用的结果。

中医学认为本病多因外感时邪、饮食不节（洁）、情志内伤、素体脾肾不足所致，基本病理因素有气滞、湿热、血瘀、痰浊等。本病病位在大肠，涉及脾、肝、肾、肺诸脏。湿热蕴肠，气滞络瘀为基本病机，脾虚失健为主要发病基础，饮食不调常是主要发病诱因。本病多为本虚标实之证，活动期以标实为主，主要为湿热蕴肠，气血不调；缓解期属本虚标实，主要为正虚邪恋，运化失健，且本虚多呈脾虚，亦有兼肾亏者。

二、临床诊断

溃疡性结肠炎缺乏诊断的"金标准"，主要结合腹痛、腹泻、黏液脓血便的临床表现结合内镜和病理组织学进行综合分析。本病除少数患者起病急骤外，一般起病缓慢，病情轻重不一。症状以腹泻为主，排出含有血、脓和黏液的粪便，常伴有阵发性结肠痉挛性疼痛，并里急后重，排便后可获缓解；轻型患者症状较轻微，每日腹泻不足5次；重型每日腹泻在5次以上，为水泻或血便，腹痛较重，有发热症状，体温可超过38.5℃，脉率大于90次/分。暴发型较少见，本型起病急骤，病情进展迅速，腹泻量大，经常便血。体温升高可达40℃，严重者出现全身中毒症状。疾病日久不愈，可出现消瘦、贫血、营养障碍、衰弱等。部分患者有肠道外表现，如结节性红斑、虹膜炎、本病在慢性活动性肝炎及小胆管周围炎等。

本病在诊断上还依靠纤维结肠镜检，因为90%~95%患者直肠和乙状结肠受累，因此事实上通过纤维乙状结肠镜检已能明确诊断。镜检中可看到充血、水肿的黏膜，脆而易出血。在进展性病例中可看到溃疡，周围有隆起的肉芽组织和水肿的黏膜，貌似息肉样，或可称为假息肉形成。在慢性进展性病例中直肠和乙状结肠腔可明显缩小，为明确病变范围。因此溃疡性结肠炎的诊断依靠症状、体征以及影像学特征，如肠镜、气钡灌肠双重对比造影等。

三、治疗方法

1. 西医治疗原则

（1）全面评估，定程度，定分期，定范围，评估病程，过去用药史、并发症及全身状况。

（2）综合性个体化治疗，采用升阶梯或降梯治疗方案，根据病情轻重、病变部位的不同，选择使用 5- 氨基水杨酸类药物、激素、免疫抑制剂或生物制剂治疗。

2. 中医治疗原则

中医认为本病以脾虚失健为本，湿热瘀搏结肠道为标，病位主要在肠，与五脏关系密切，在情志内伤、饮食不节（洁）、六淫外感以及湿热蕴结等因素导致。其在治疗上当分活动期、缓解期论治，活动期的治法主要为清热化湿，调气和血，敛疡生肌；缓解期的治法主要为健脾益气，兼以补肾固本，佐以清热化湿。

3. 分证论治

证型	症状	治法	中成药
大肠湿热	腹痛，腹泻，便下黏液脓血，肛门灼热，里急后重，身热，小便短赤，口干口苦，口臭，舌质红，苔黄腻，脉滑数	清热化湿，调气行血	香连丸、香连止泻片、虎地肠溶胶囊、枫蓼肠胃康颗粒、克痢痧胶囊
脾虚湿蕴	大便溏薄，黏液白多赤少，或为白冻，腹痛隐隐，脘腹胀满，食少纳差，肢体倦怠，神疲懒言，舌质淡红，边有齿痕，苔白腻，脉细弱或细滑	健脾益气，化湿助运	参苓白术散、补脾益气丸、谷参肠安胶囊
寒热错杂	下痢稀薄，夹有黏冻，反复发作，腹痛绵绵，四肢不温，腹部有灼热感，烦渴，舌质红，或舌淡红，苔薄黄，脉弦，或细弦	温中补虚，清热化湿	乌梅丸
肝郁脾虚	腹痛即泻，泻后痛减，常因情志或饮食因素诱发大便次数增多，大便稀溏，或黏液便，情绪抑郁或焦虑不安，嗳气不爽，食少腹胀，舌质淡红，苔薄白，脉弦或弦细	疏肝理气，健脾和中	固肠止泻丸（结肠炎丸）、补脾益肠丸、逍遥散、痛泻宁颗粒

证型	症状	治法	中成药
脾肾阳虚	久泻不止，夹有白冻，甚则完谷不化，滑脱不禁，形寒肢冷，腹痛喜温喜按，腹胀，食少纳差，腰酸膝软，舌质淡胖，或有齿痕，苔薄白润，脉沉细	健脾补肾，温阳化湿	固本益肠片、四神丸、肠胃宁片、附子理中丸
阴血亏虚	排便困难，粪夹少量黏液脓血，腹中隐隐灼痛，午后低热，盗汗，口燥咽干，头晕目眩，心烦不安，舌红少津，少苔或无苔，脉细数	滋阴清肠，养血宁络	麻仁润肠丸、驻车丸

4. 辨体质用药

体质	特点	症状	用药
平和体质	健康体质，不偏不倚，生病较少，即使生病也能很快康复	不易出现腹痛、腹泻	
气虚体质	平素容易疲乏，易出汗，气短，易感冒，身体沉重，体内水气运化失健，水湿停留体内，舌胖大，齿痕重	大便稀溏，或黏液便，排便无力	参苓白术散、补脾益气丸、逍遥散
阳虚体质	怕冷，尤其是下半身凉，易腹泻，或者出现上半身热、下半身凉的情况	久泻不止，夹有白冻，甚则完谷不化	固本益肠片、四神丸、肠胃宁片、附子理中丸

续表

体质	特点	症状	用药
阴虚体质	缺水，口干，大便干燥，五心烦热	大便干燥，排便困难	麻仁润肠丸、驻车丸
痰湿体质	肥胖，大腹便便，易打鼾	大便不成形，黏，便后不畅	参苓白术散
湿热体质	长痘，生疮，大便黏腻，舌苔黄腻	腹痛，腹泻，便下黏液脓血，肛门灼热，里急后重	香连丸、香连止泻片虎地肠溶胶囊、枫蓼肠胃康颗粒
血瘀体质	长斑，月经不调，心慌心悸	泻下不爽，下利脓血或黑便，腹痛拒按，痛有定处，腹部或有痞块	云南白药胶囊、龙血竭片、康复新液、致康胶囊
气郁体质	郁闷，焦虑与抑郁很多时候一起存在	腹痛即泻，泻后痛减，常因情志或饮食因素诱发大便次数增多。大便稀溏，或黏液便	逍遥丸、痛泻宁颗粒
特禀体质	易过敏	腹痛、腹泻	小柴胡颗粒

四、养生保健

1. 溃疡性结肠炎患者应该保证充足的休息，调节好情绪，避免心理压力过大。

2. 急性活动期可给予流质或半流质饮食，病情好转后改为富含营养、易消化的少渣饮食，不宜过于辛辣。注重饮食卫生，避免肠道感染性疾病，忌烟酒、辛辣食品、牛奶和乳制品。

3. 通过适当锻炼可以提高患者的抵抗能力，也可以增强患者的免疫力。此病易复发，应当坚持治疗，定期复查肠镜。

4. 中药灌肠。常用药物有：①清热化湿类：黄柏、黄连、苦参、白头翁、马齿苋、秦皮等；②收敛护膜类：诃子、赤石脂、石榴皮、五倍子、乌梅、枯矾等；③生肌敛疮类：白及、三七、血竭、青黛、儿茶、生黄芪、炉甘石等；

④宁络止血类：地榆、槐花、紫草、紫珠叶、蒲黄、大黄炭、仙鹤草等；

⑤清热解毒类：野菊花、白花蛇舌草、败酱草等。临床可根据病情需要选用 4~8 味中药组成灌肠处方。灌肠液以 120~150 mL，温度 39℃，睡前排便后灌肠为宜，可取左侧卧位 30 分钟，平卧位 30 分钟，右侧卧位 30 分钟，后取舒适体位。灌肠结束后，尽量保留药液 1 小时以上。

编写者：陈素兰

第五节　克罗恩病

一、疾病概述

克罗恩病是一种以小肠为主，累及全层节段性全胃肠道的非特异性炎症性肠道疾病。临床上属于慢性起病，常表现为反复发作的右下腹或脐周腹痛、腹泻，可伴腹部肿块、肛门病变、梗阻、肠瘘和反复口腔溃疡，以及发热、贫血、体重下降等全身症状。

流行病学调查显示，我国克罗恩病发病率及患病率低于欧美国家，同时也低于韩国、日本等其他亚洲国家。对我国内地 1950~2007 年克罗恩病住院患者进行分析，初步估算出这 55 年来我国克罗恩病总体发病率及患病率分别为 $0.848/10^5$ 人和 $2.29/10^5$ 人，大多数分布在我国的北部、东部。但近几十年也一直呈上升趋势。中国文献在 15 年期间报告 143511 人炎症性肠病患者（溃疡 140120 人、克罗恩病 3391 人），后 5 年比前 5 年增加 8.5 倍。研究认为克罗恩病发病率呈双峰分布，在 20~39 岁达到第一个高峰，在 60~79 岁达到第二个较小的高峰。西方国家多数报道以女性为多，男女比例 1:（1.46~1.6）。亚洲地区报道并不一致，男性患者发病率更高，男女之比为（1.4~2.9）:1。

西医认为克罗恩病的病因仍不明确，迄今尚未完全阐明。目前遗传易感性、感染因素、特定的环境因素和免疫因素的相互作用被认为可能参与克罗恩病的发病。克罗恩病为贯穿肠壁各层的增殖性病变，可侵犯肠系膜和局部淋巴结，病变局限于小肠（主要为末端回肠）和结肠，二者可同时累及，常为回肠和右半结肠病变。本病的病变呈节段分布，与正常肠段相互间隔，界限清晰，呈跳跃区的特征。病理变化分为急性炎症期、溃疡形成期、狭窄期和瘘管形成期（穿孔期）。急性期以肠壁水肿、炎变为主；慢性期肠壁增厚、僵硬，受累肠管外形呈管状，其上端肠管扩张。黏膜面典型病变有溃疡、卵石状结节、肉芽肿、瘘管和脓肿。

中医认为本病的发生多由于饮食不节、外感湿热、情志不畅或劳倦过度导致脾气受损，运化功能失调，酿生湿热壅滞肠间，导致气凝血滞，损伤血络，血败肉腐成肿疡。日久阴血亏虚，渐波及于肾，脾肾两虚，正虚邪恋，长绵难愈。

二、临床诊断

克罗恩病临床表现为腹痛、腹泻、腹块、瘘管形成和肠梗阻，可伴有发热、贫血、营养障碍及关节、皮肤、眼、口腔黏膜、肝脏等肠外损害。本病可反复发作，迁延不愈。国内外有关克罗恩病的诊断标准较多，迄今尚无统一意见。本书选用国际较通用的世界卫生组织制定的标准（WHO 标准）。

克罗恩病为原因不明的，以年轻人为主的，消化道各部位有纤维化、溃疡和肉芽肿炎症性病变。临床上除有消化道病变的相关症状外，还可有发热、营养障碍、贫血、关节炎、结节性红斑、虹膜睫状体炎及肝损伤等全身或肠外表现。克罗恩病的 WHO 诊断标准是：①非连续性或区域性肠道病变；②肠黏膜成"铺路石"表现或有纵行溃疡；③全层炎症性肠道病变，伴有肿块或狭窄；④结节病样非干酪性肉芽肿；⑤裂隙样溃疡或瘘管；⑥肛门病变，有难治性溃疡、肛瘘或肛裂。凡具备上述①②③之一者为疑诊，再加上④⑤⑥之一者可确诊；如具备①②③中两项者，也可确诊。确诊患者须先排除有关疾病。

三、治疗方法

1. 西医治疗原则

克罗恩病的治疗尚无特殊治疗方法。无并发症时，支持疗法和对症治疗十分重要，可缓解有关症状。活动期宜卧床休息，高营养、低渣饮食。严重病例宜暂禁食，纠正水、电解质、酸碱平衡紊乱，采用肠内或肠外营养支持。本病总体的治疗上以诱导、维持缓解，防治并发症，提高患者的生活质量为目标。

2. 中医治疗原则

本病多湿邪损伤脾胃，日久累及于肾，反过来，脾肾亏虚，肾虚不能温煦脾阳，脾胃升降失职，湿从内生，形成恶性循环，而气滞血瘀及湿邪内蕴贯穿于整个病程中，因而治疗上以健脾化湿、补肾固本为主，佐以益气化瘀。

3. 分证论治

证型	症状	治法	中成药
湿热内蕴	腹痛拒按，大便黄褐而臭，或下痢赤白，肛门胀痛灼热，烦渴喜冷饮，小便短黄，舌红苔黄腻，脉弦滑或滑数	清热利湿，调气行血	复方白头翁片、龙胆泻肝丸
气滞血瘀	腹部积块软而不坚，胀痛不移，腹痛拒按，胃纳不佳，舌质紫暗，脉弦或脉细涩	活血化瘀，行气消积	云南白药胶囊、血府逐瘀胶囊
肝郁乘脾	腹痛泄泻，以胀痛为主，嗳气食少，舌淡红，脉弦	疏肝扶脾	柴胡舒肝丸、丹栀逍遥丸、痛泻宁颗粒
脾虚湿困	腹痛急，大便溏薄，或清稀如水样，或下痢赤白黏冻，头身困重，舌淡苔白腻，脉濡缓	健脾祛湿化痰	参苓健脾胃颗粒、参苓白术散

证型	症状	治法	中成药
脾肾阳虚	腹泻，腹痛，神疲肢冷，畏寒喜暖，舌质淡苔白，或胖有齿印，脉沉或沉细无力	温补脾肾，固肠止泻	四神丸、附子理中丸

4. 辨体质用药

体质	特点	症状	用药
平和体质	健康体质，不偏不倚，生病较少，即使生病也能很快康复	不易出现腹痛、腹泻	
气虚体质	平素容易疲乏，易出汗，气短，易感冒，身体沉重，体内水气运化失健，水湿停留体内，舌胖大，齿痕重	大便稀溏，倦怠乏力	四君子颗粒
阳虚体质	怕冷，尤其是下半身凉，易腹泻，或者出现上半身热、下半身凉的情况	腹泻，腹痛，神疲肢冷，畏寒喜暖	四神丸、附子理中丸
阴虚体质	缺水，口干，大便干燥，五心烦热	大便干燥	麻仁润肠丸
痰湿体质	肥胖，大腹便便，易打鼾	腹痛急，大便溏薄，或清稀如水样，或下痢赤白黏冻	参苓健脾胃颗粒、参苓白术散
湿热体质	长痘，生疮，大便黏腻，舌苔黄腻	腹痛拒按，大便黄褐而臭，或下痢赤白，肛门胀痛灼热	龙胆泻肝丸、复方白头翁片
血瘀体质	长斑，月经不调，心慌心悸	腹部积块软而不坚，胀痛不移，腹痛拒按	血府逐瘀胶囊

续表

体质	特点	症状	用药
气郁体质	郁闷，焦虑与抑郁很多时候一起存在	腹痛泄泻，以胀痛为主，情绪激动后加重	柴胡舒肝丸、丹栀逍遥散、痛泻宁颗粒
特禀体质	易过敏	腹痛、腹泻	小柴胡颗粒

四、养生保健

1. 供给高热量、优质蛋白质及多种维生素的饮食。

2. 注意补充无机盐，以纠正电解质的紊乱。

3. 采用低脂、少渣饮食。

4. 戒烟，释放压力。

5. 其他治法：采用毫针焠刺法（普通针刺上加以火热）取太溪、天枢、中脘、关元、足三里、三阴交、太冲进行针刺。

6. 坚持定期复查。

编写者：陈素兰

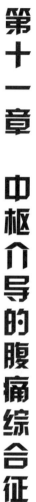

第十一章 中枢介导的腹痛综合征

一、疾病概述

中枢介导的腹痛综合征，是以原因不明的腹痛，疼痛部位广泛且不固定，可有腹胀、胁痛、食欲减退、嗳气、失眠等伴随症状为主要临床表现的功能性胃肠病，与胃肠道功能无关或关系不大，病程至少持续半年。中枢介导的腹痛综合征的患者随着疼痛日久多会出现焦虑或抑郁等情志障碍，常伴随与慢性疼痛有关的行为，甚至可致日常生活严重受限。流行病学调查显示，近年来中枢介导的腹痛综合征发病率呈逐年升高趋势，由于该病具有反复发作性，对患者工作、社交等日常生活造成严重影响。

西医认为中枢介导的腹痛综合征主要与中枢神经系统异常、肠道微生物环境、脑－肠互动、生物社会心理学、药物基因学、性别等因素密切相关。目前，现代医学对此病尚无特异性治疗方法和药物，以抗焦虑、抗抑郁、镇静安神等对症处理为主，并结合心理干预。

中医认为中枢介导的腹痛综合征的病机无外乎不通则痛、不荣则痛，发病因素包括外感时邪、饮食不节、情志失调、瘀血阻络、中阳素虚等，寒凝、火郁、食积、气滞、血瘀阻滞脏腑气机，导致气血运行不畅，闭阻经脉，不通则痛；或脾阳虚衰，阴寒内生，健运失司，无力生成气血，经脉缺乏濡养，不荣则痛。

二、临床诊断

若有明确的腹痛症状，且持续时间超过 6 个月，可做出慢性腹痛的初步诊断，患者的年龄、性别、既往史和个人史等信息与诊断密切相关，如青少年和学龄期儿童病因多以功能性疾病、肠道感染等为主，青壮年则好发消化性溃疡等，老年人则多以器质性病变为主。除此以外，器质性疾病所致的腹痛疼痛部位相对固定，而中枢介导的腹痛综合征的疼痛部常常是弥散而不固定的。以下病史特点提示中枢介导的腹痛综合征可能性大：①病程较长；②腹痛范围弥散，难以准确定位；③腹痛与排便、进食、月经等生理活动无关；④腹痛频繁发作，导致工作生活受限，但发作间期一切如常；⑤主诉腹痛程度严重，但与客观发现不平行；患者分散注意力时疼痛可减轻，而在讨论病情或检查过程中可加重；⑥患者用情绪化的语言来形容疼痛症状，例如"痛到不想活了"；⑦常合并明显的焦虑、抑郁情绪，但患者不认可有心理因素参与腹痛，更愿意强调自己症状的真实性（我真的很痛）；⑧频繁就诊，主动要求各种检查（甚至剖腹探查），以完全明确腹痛病因（都痛到这个程度了，一定是有什么严重问题）；⑨期待医生能够完全消除腹痛症状，却疏于自我管理来适应慢性病（医生你一定要想办法解决我的腹痛，我不能再这样痛下去了）。

三、治疗方法

1. 西医治疗原则

西医认为治疗中枢介导的腹痛综合征首先要建立良好的医患关系，多从患者的角度出发，换位思考，承认患者疼痛的真实存在，倾听并理解患者的情感反应。在药物治疗方面，多以抗抑郁、抗焦虑、镇痛、抗惊厥、抗过敏为治疗原则，其中临床中常用的是抗焦虑抑郁药、内脏感觉调节剂及抗惊厥药物。

2. 中医治疗原则

中医在治疗中枢介导的腹痛综合征时常以通法为主要治疗原则，金元医家李杲在《医学发明·本草十剂》中阐述了"不通则痛，通则不痛"的观点，驱寒、泻热、除积、理气、活血等均属于通法之列。除通法之外，亦有汗法，它不单单指发汗祛邪，在中医外治法中，汗法包括灸、蒸、薰、澡、洗、熨、烙、针刺、砭射、导引、按摩等等。

3. 分证论治

证型	症状	治法	中成药
肝气郁结	腹痛腹胀连及两胁，痛无定处，痛引少腹，得嗳气或矢气则舒，因情志不遂发病或加重，可有食欲不振，时有叹气，夜寐欠安，舌淡红，苔白，脉弦	疏肝解郁，理气止痛	柴胡疏肝散、疏肝和胃丸、舒肝解郁胶囊、舒肝健胃丸
寒邪凝滞	腹冷痛而喜温，平素恶食生冷，手足冰冷，大便溏薄，小便清长，舌淡苔白，脉沉紧	温里散寒，理气止痛	附子理中丸、黄芪建中丸
食积内热	脘腹胀痛，按之痛甚，嗳腐吞酸，呕恶纳呆，时欲解便，便前腹痛，便后痛减，泻下臭如败卵，舌淡红，苔厚腻，脉弦滑	消食导滞	大山楂丸、健胃消食口服液、保和丸
瘀血阻络	腹痛如针刺，位置固定，夜间较甚，舌色紫黯或有瘀斑、瘀点，脉细涩	活血化瘀，和络止痛	活血止痛胶囊、血府逐瘀胶囊
气血虚弱	腹痛绵绵不绝，喜温喜按，纳少神疲，面色无华，舌淡苔薄白，脉沉细无力	温阳健脾，补气养血	八珍胶囊、归脾丸、八珍益母丸、十一味参芪片、补中益气丸

4. 辨体质用药

体质	特点	症状	用药
平和体质	健康体质，不偏不倚，生病较少，即使生病也能很快康复	不易出现腹痛	

续表

体质	特点	症状	用药
气虚体质	平素容易疲乏，易出汗，气短，易感冒，身体沉重，体内水气运化失健，水湿停留体内，舌胖大，齿痕重	腹痛绵绵不绝，喜温喜按	补脾益气丸、八珍胶囊、十一味参芪片
阳虚体质	怕冷，尤其是下半身凉，易腹泻，或者出现上半身热、下半身凉的情况	腹冷痛而喜温，平素恶食生冷	附子理中丸
阴虚体质	缺水，口干，大便干燥，五心烦热	腹痛绵绵，时作时止，五心烦热	知柏地黄丸、丹栀逍遥片
痰湿体质	肥胖，大腹便便，易打鼾	腹痛，便溏，黏，便后不畅	参苓白术颗粒
湿热体质	长痘，生疮，大便黏腻，舌苔黄腻	腹痛拒按，烦渴引饮，大便秘结，或溏滞不爽	龙胆泻肝丸、大承气汤丸
血瘀体质	长斑，月经不调，心慌心悸	腹痛较剧，痛如针刺，痛处固定	血府逐瘀胶囊、活血止痛胶囊
气郁体质	郁闷，焦虑与抑郁很多时候一起存在	腹痛，常因情志或饮食因素诱发	逍遥丸
特禀体质	易过敏	腹痛、腹泻	小柴胡颗粒

四、养生保健

1. 对于中枢介导的腹痛综合征的患者，最重要的是要保持心情愉悦，要正确地认识和对待这个疾病，同时要加强锻炼，要在阳光下多运动，使身体微微汗出。

2. 其他疗法：可以运用中医针灸或穴位敷贴、脐贴、艾灸等外治法进行治疗。

（1）针灸疗法：重在调气补血、活血化瘀，选取天枢、中脘、石关、石门、关元、足三里、三阴交为主。

（2）穴位贴敷：将香附子、广木香、高良姜、延胡素按照一定的比例加工研成粉末，加少许冰片并用适量的生姜汁均匀调配成药膏，贴敷于神阙和双侧的足三里穴来治疗虚寒型腹痛。

（3）穴位埋线：埋线于肝俞、脾俞、胃俞、章门、天枢、中脘、足三里等穴位。操作手法：常规消毒局部皮肤，镊取一段约 1~2cm 长已消毒的羊肠线，放置在腰椎穿刺针针管的前端，后接针芯，左手拇食指绷紧或捏起进针部位皮肤，右手持针，刺入倒所需的深度；当出现针感后，边推针芯，边退针管，将羊肠线埋植在穴位的皮下组织或肌层内，针孔处覆盖消毒纱布。

（4）艾灸治疗：适用于寒性腹痛，灸神阙、气海、关元、水分、三阴交、天枢（双）、阴陵泉（双）、足三里（双）。操作方法：①艾条温和灸：每次选用 3~5 个穴位，每穴每次灸 10~15 分钟，以穴位表面皮肤出现红晕为度，每日灸 1 次；②艾炷隔姜灸：每次选用 2~4 个穴位，每穴灸 5~7 壮，每日灸 1 次，重症可每日灸治 2 次。

3. 必要时抗抑郁治疗。

编写者：张彬

第十二章　肝癌

一、疾病概述

肝癌分为原发性肝癌和继发性肝癌，原发性肝癌是指发生于肝细胞或肝内胆管细胞的恶性肿瘤。继发性或称转移性肝癌系指全身多个器官起源的恶性肿瘤侵犯至肝脏，一般多见于胃、胆道、胰腺、结直肠、卵巢、子宫、肺、乳腺等器官恶性肿瘤的肝转移。肝癌主要的临床表现是主要是肝区间歇性或持续性隐痛、钝痛或胀痛，随着病情的加重，还可出现食欲减退、饭后上腹饱胀、消化不良、恶心、呕吐和腹泻等消化系统症状，晚期可出现黄疸、腹水、出血、消瘦、乏力、全身衰弱，少数晚期患者可呈现恶病质（表现为极度消瘦，皮包骨头，形如骷髅，贫血，无力，完全卧床，生活不能自理，全身衰竭等综合征）状况。当发生有肝外转移时，则有相关转移灶症状。流行病学调查显示，肝癌是全球第五大恶性肿瘤，其死亡率在恶性肿瘤中排名第三位，大约占癌症总数的 5.7%。在我国，肝癌在所有疾病中死亡率高居第二位，每年死亡人数超过 30 万，占世界肝癌患者死亡总人数的 50% 以上。西医认为肝癌的病因主要有肝炎病毒感染、食物黄曲霉毒素污染、长期酗酒以及农村饮水蓝绿藻类毒素污染等，还有肝脏代谢疾病、自身免疫性疾病以及隐源性肝病或隐源性肝硬化。

中医认为肝癌作为一种恶性疾病，多由于正气内虚、感受邪毒、情志抑郁，饮食损伤，宿有旧疾等因素，使脏腑功能失调，气血津液运行失常，产生气滞、血瘀、痰凝、湿浊等病理变化，蕴结于脏腑组织，互相搏结，日久渐积而成的一种恶性疾病。

二、临床诊断

肝脏是一个沉默的器官，所以肝癌早期无明显临床表现，但到中晚期时可出现肝区疼痛、食欲减退、腹胀、乏力、消瘦、黄疸、腹水等。进行性肝肿及肝脏肿块是肝癌的最常见体征，还会有黄疸、腹腔积液、脾肿大等体征，若有转移者还会出现转移灶的相关体征，例如淋巴结的肿大，晚期可出现恶病质表现，如消瘦、衰弱等。因此肝癌依靠症状、体征、影像学、实验室检查以及病理学作为诊断依据，如血清甲胎蛋白、肝功能、腹部 CT、肝穿刺等。

三、治疗方法

1. 西医治疗原则

（1）肝癌对化疗和放疗不敏感，常用治疗方法有手术切除、肝移植、血管介入，射频消融术等。早期肝癌应尽量采取手术切除，手术是治疗肝癌的首选治疗方法，也是最有效的治疗方法，对于不能切除的肝癌也可以采用多模式的综合治疗包括放疗、化疗、药物治疗、生物治疗、中医治疗以及姑息性的外科治疗。

（2）积极寻找病因，针对病因对症治疗，如病毒性肝炎发展而来的肝癌，要积极抗病毒治疗。

（3）综合治疗包括多种治疗方法的合并，选择何种治疗方式需要根据患者肿瘤的分期、肝功能情况以及全身情况来决定。

2. 中医治疗原则

本病病性为本虚标实，本虚有脾虚、阴虚，标实有气滞、血瘀、湿热。中医辨证论治，以化瘀、健脾、理气和清热解毒为治法，中成药作为辅助用药，着重改善症状，提高生活质量。

3. 分证论治

证型	症状	治法	中成药
肝郁脾虚	腹部肿块，胁肋疼痛，腹胀，神疲乏力，没有食欲，舌淡苔白，脉弦或缓	疏肝解郁，理气健脾	肝复乐片、金龙胶囊、复方鹿仙草颗粒
气滞血瘀	腹部肿块，胁肋疼痛固定不移，面色晦暗枯黑，情志不舒，皮肤干燥粗糙，舌质紫暗或见瘀斑瘀点或舌下络脉曲张，苔薄黄脉弦细	理气活血，化瘀消积	大黄䗪虫丸、复方斑蝥胶囊、参莲胶囊、平消胶囊、慈丹胶囊、楼莲胶囊、软坚口服液、消癥益肝片、复生康胶囊、回生口服液
肝胆湿热	腹部肿块，胁肋胀痛，身目黄染，腹水，食欲不振，口苦口干，舌红苔黄腻，脉弦滑数	清热解毒，化瘀祛湿	葫芦素片、华蟾素胶囊
肝肾阴虚	腹部肿块，胁肋隐隐作痛，低热，消瘦，口干，睡眠差，夜间盗汗，尿少，便干，舌红少苔，脉细数	滋阴补肾，养血柔肝	一贯煎颗粒、养正合剂、知柏地黄丸、槐耳颗粒

4. 辨体质用药

体质	特点	症状	用药
平和体质	健康体质，不偏不倚，生病较少，即使生病也能很快康复	不易产生肝癌	
气虚体质	平素容易疲乏，易出汗，气短，易感冒，身体沉重，体内水气运化失健，水湿停留体内，舌胖大，齿痕重	腹部肿块，胁肋隐痛	肝复乐片、养正合剂、天佛参口服液、养生消积胶囊、慈丹胶囊、肝复康丸

续表

体质	特点	症状	用药
阳虚体质	怕冷，尤其是下半身凉，易腹泻，或者出现上半身热、下半身凉的情况	腹部肿块，胁肋疼痛，遇冷加重	慈丹胶囊加金匮肾气丸
阴虚体质	缺水，口干，大便干燥，五心烦热	腹部肿块，胁肋隐隐作痛	一贯煎颗粒、知柏地黄丸、养正合剂、槐耳颗粒
痰湿体质	肥胖，大腹便便，易打鼾	腹部肿块，胁肋疼痛	二陈丸加肝复乐片
湿热体质	长痘，生疮，大便黏腻，舌苔黄腻	右胁肿块，胁肋胀痛	葫芦素片、复方木鸡颗粒、华蟾素胶囊
血瘀体质	长斑，月经不调，心慌心悸	腹部肿块，胁肋疼痛固定不移	大黄䗪虫丸、参莲胶囊、平消胶囊、复方斑蝥胶囊、慈丹胶囊、楼莲胶囊、软坚口服液、消癥益肝片、回生口服液
气郁体质	郁闷，焦虑与抑郁很多时候一起存在	腹部肿块，胁肋胀痛，情绪激动后加重	肝复乐片、金龙胶囊
特禀体质	易过敏	腹部肿块，胁肋疼痛	小柴胡颗粒加槐耳颗粒

四、养生保健

1. 养成好的生活规律。肝癌患者日常生活和正常人有所不同，除了定时接受治疗外，应当充分合理地安排自己生活起居、饮食、体能锻炼、社会交往等并使之规律化。宽松充满乐趣的生活，可增强身体对抗癌症的能力。

2. 应当注意休息。如果体力允许的话也可做适当运动，但以不感到疲劳为度，多吃含蛋白质丰富的食物和新鲜的蔬菜水果，以免导致营养不良。饮食上应当以清淡，消化为原则，避免食用霉变，腌制和熏烤的食品。

3.坚持定期复诊。常规为3个月左右复查1次，但是如果出现疲乏加重，腹胀，腹痛，局部固定的骨痛，顽固的持续1周以上的咳嗽，不明原因的头痛、头胀，特别是早晨起来时头胀、头痛不适加重的情况，要随时复诊。对于乙肝病毒阳性的肝病患者坚持抗病毒治疗也是康复治疗的一个重要方面，因为抗病毒可以减缓病人肝硬化的进展，延缓复发，增强后期治疗的耐受性。

编写者：陈贺　周丹

第十三章　胰腺癌

一、疾病概述

胰腺癌主要起源于胰腺导管上皮及腺泡细胞，是一种恶性程度较高的消化系统恶性肿瘤，常出现急性并发症并易于转移，其死亡率与发病率几乎相等。多数胰腺癌患者缺乏特异性症状，最初仅表现为上腹部不适、隐痛，易与其他消化系统疾病混淆。当患者出现腰背部疼痛为肿瘤侵犯腹膜后神经丛，为晚期表现。80%~90%胰腺癌患者在疾病初期即有体重减轻，常出现消化不良、呕吐、腹泻等症状。流行病学调查显示，在我国，2015年胰腺癌占我国总体恶性肿瘤发病率和死亡率的第9位和第6位，本病发病率男性高于女性，男女之比为1.5~2:1，男性患者远较绝经前的妇女多见，绝经后妇女的发病率与男性相仿。西医认为长期大量吸烟为确定及可逆的危险因素，戒烟20年后其风险可降至同正常人群；肥胖、慢性胰腺炎、超过10年的糖尿病病史、家族病史、黑素瘤综合征、家族性非典型多痣等也为患病的危险因素。大多数（90%）胰腺癌为导管细胞癌，常位于胰头，压迫胆道，侵犯十二指肠及堵塞主胰管；少数胰腺癌为腺泡细胞癌，分布于胰腺头、体、尾部，概率相同。

中医认为胰腺癌由于体质内虚，六淫邪毒，七情内伤，饮食失调，宿有旧疾等因素，以脾虚为基础，气郁、血瘀、湿聚、热毒等多种病理产物相互纠结，导致机体阴阳失调，脏腑、经络、气血功能障碍，日久引起病理产物聚结而发生质的改变，形成有形之肿块。

二、临床诊断

多数胰腺癌患者起病隐匿，早期症状不典型，可以表现为上腹部不适、疼痛，或腰背部疼痛、消化不良或腹泻，常易与其他消化系统疾病相混淆。多数患者可以出现不明原因的消瘦、体重减轻，往往在短期内体重较快地下降。早期一般无明显体征，当疾病处于进展期时，可以出现黄疸、肝脏增大、胆囊肿大、上腹部肿块以及腹腔积液等阳性体征。因此胰腺癌疾病依靠症状、体征、影像学、实验室检查以及病理学作为诊断依据，如肝功能、血液肿瘤标志物检查以及消化系彩超、腹部 CT 及核磁共振、胆管水成像、正电子发射计算机断层显像和经内镜逆行性胰胆管造影检查等，组织病理学和（或）细胞学检查是诊断胰腺癌的"金标准"。

三、治疗方法

1. 西医治疗原则

多学科综合诊治是任何分期胰腺癌治疗的基础，可采用多学科会诊的模式，根据不同患者身体状况、肿瘤部位、侵及范围、临床症状，有计划、合理的应用现有的诊疗手段，以其最大幅度的根治、控制肿瘤，减少并发症和改善患者生活质量。胰腺癌的治疗主要包括手术治疗、放射治疗、化学治疗、介入治疗和最佳支持治疗等。

2. 中医治疗原则

中医治疗本病的基本原则是扶正祛邪，攻补兼施，早期邪盛正虚不明显，应重在祛邪，中期正气逐渐消耗，应攻补并重，晚起正气虚弱，当重在补虚。采用扶正健脾、攻邪、行气、活血、化瘀、祛湿、清热、疏肝等治则辨证施治。

3. 分证论治

证型	症状	治法	中成药
湿热毒盛	身目黄染，心烦易怒，口干口苦，食少腹胀，或胁肋疼痛，小便黄赤，大便干结，舌红苔黄腻，脉弦滑或滑数	清热化湿，解毒退黄	华蟾素片或消癌平片合茵陈五苓丸

续表

证型	症状	治法	中成药
气滞血瘀	脘腹疼痛，持续胀痛或刺痛，或窜及两胁，或有胁下结块，脘腹胀满，饮食减少，舌质紫暗或有瘀斑，苔薄白，脉弦涩	行气活血，软坚散结	大黄䗪虫丸、槐耳颗粒、金龙胶囊
脾虚湿阻	脘腹胀满或膨隆，食后加重，纳食减少，胁下或有隐痛不适，大便溏薄，舌苔白腻，脉细弦	健脾益气，化湿消积	康莱特软胶囊、养正消积胶囊
阴虚内热	脘腹疼痛，五心烦热，或盗汗，口干咽燥，大便干结，小便黄，舌红少苔，脉细数	滋补肝肾，清热散结	鳖甲煎丸合知柏地黄丸

4. 辨体质用药

体质	特点	症状	用药
平和体质	这种体质是最健康的，不偏不倚，生病较少，即使生病也能很快康复	不易患胰腺癌	
气虚体质	平素容易疲乏，易出汗，气短，易感冒，身体沉重，体内水气运化失健，水湿停留体内，舌胖大，齿痕重	脘腹隐痛，脘腹胀满	养正消积胶囊
阳虚体质	怕冷，四肢冷，尤其是下半身凉，易腹泻，或者出现上半身热、下半身凉的情况	脘腹疼痛，遇冷加重	金匮肾气丸加华蟾素片
阴虚体质	缺水，口干，大便干燥，五心烦热	脘腹疼痛、潮热盗汗	鳖甲煎丸加知柏地黄丸
痰湿体质	肥胖，大腹便便，易打鼾	脘腹胀满，咳吐痰涎	康莱特软胶囊
湿热体质	长疮，生痘，大便黏腻，舌苔黄腻	脘腹胀满、疼痛	华蟾素片、消癌平片

续表

体质	特点	症状	用药
血瘀体质	长斑，月经不调，心慌心悸	脘腹刺痛	鳖甲煎丸、金龙胶囊
气郁体质	郁闷，焦虑与抑郁很多时候一起存在	脘腹胀痛	逍遥丸加华蟾素片
特禀体质	易过敏	脘腹疼痛	小柴胡颗粒加养正消积胶囊

四、养生保健

1. 养成良好的生活习惯，要戒烟限酒，三餐规律饮食，选择易消化、富营养、低脂肪的饮食，不能过饱或过饿，不吃生冷、油腻、辛辣刺激的食物。

2. 保持良好的心情，心情愉悦，避免紧张、焦虑、抑郁的情绪。要增强抗癌的决心和信心。精神因素在疾病的发生和治疗起着关键的作用。

3. 适当体育锻炼，提高身体素质，提倡在阳光下散步、慢跑等。

4. 减肥，肥胖是患胰腺癌的风险因素，所以体重指数高的人要合理减肥。

5. 定期复查，对于胰腺癌术后患者，术后第 1 年，每 3 个月复查 1 次；第 2~3 年，每 3~6 个月复查 1 次；之后每 6 个月 1 次进行全面检查，以便尽早发现肿瘤复发或转移。对于晚期或转移性胰腺癌患者，应至少每 2~3 个月复查 1 次。

编写者：陈贺

参考文献

［1］王琦.中医体质分类与判定，ZYYXH/T157-2009[S].北京：中国中医药出版社，2009.

［2］张声生，等.中成药临床应用指南—消化疾病分[M].北京：中国中医药出版社，2016.

［3］李振华，李保双，任顺平.口疮中医临床实践指南（2018）［J］.中医杂志，2020，61（03）：267-76.

［4］张声生，朱生樑，王宏伟，等.胃食管反流病中医诊疗专家共识意见（2017）［J］.中国中西医结合消化杂志，2017，25（05）：321-326.

［5］Kohn geoffrey Paul，Price Raymond Richard，Demeester StevenR，et al. guidelines for the mana gement of hiatal hernia［J］. Sur g Endosc，2013，27（12）：4409-4428.

［6］王贵强，段钟平，王福生，等.慢性乙型肝炎防治指南（2019年版）［J］.实用肝脏病杂志，2020，23（01）：9-32.

［7］中华中医药学会肝胆病分会.病毒性肝炎中医辨证标准（2017年版）［J］.中西医结合肝病杂志，2017，27（03）：193-194.

［8］姜一鸣.慢性乙型肝炎中医体质特征及其相关性研究［D］.青岛大学，2020.

［9］黄顺玲，戴水奇，张雪红，等.湖南省酒精性肝病流行病学调查概况［J］.中国医师杂志，2005，7（3）：426-427.

［10］非酒精性脂肪性肝病防治指南（2018更新版）［J］.传染病信息，2018，31（5）：393-402，420.

［11］薛芮，范建高.代谢相关脂肪性肝病新定义的国际专家共识简介［J］.临床肝胆病杂志，2020，36（6）：1224-1227.

［12］非酒精性脂肪性肝病中医诊疗指南（基层医生版）［J］.中西医结合肝病杂志，2019，29（5）：483-486.

［13］周丽娜，李俊雄，薛冬英.非酒精性脂肪性肝病的中医研究进展［J］.上海中医药杂志，2021，55（3）：93-97.

［14］张声生，李军祥.非酒精性脂肪性肝病中医诊疗专家共识意见（2017）［J］.临床肝胆病杂志，2017，33（12）：2270-2274.

［15］王吉耀.内科学（第2版）.［M］北京：人民卫生出版社，2010：495-506.

［16］单姗，赵连晖，马红，等.肝硬化的定义、病因及流行病学［J］.临床肝胆杂志2021，37（1）：14-16.

［17］刘明.肝硬化中医证候分布规律研究［D］.北京中医药大学，2008.

［18］刘成海，危北海，姚树坤.肝硬化中西医结合诊疗共识［J］.中国中西医结合消化杂志，2011，19（4）：277-279.

［19］葛均波，徐永健，王辰.内科学（第9版）［M］.北京：人民卫生出版社，2018.

［20］刘成海，危北海，姚树坤.肝硬化中西医结合诊疗共识［J］.中国中西医结合消化杂志，2011，19（4）：277-279.

［21］皇甫炎林，吴辉坤.中医药治疗肝硬化研究进展［J］.辽宁中医药大学学报，2019，21（7）：221-224.

［22］刘洋.复方木鸡颗粒联合替诺福韦治疗代偿期乙型肝炎肝硬化患者的临床研究［J］.慢性病学杂志，2019，20（12）：1853-1854.

［23］朱腾燕.中医谈九种体质［J］.健康人生，2019（9）：42-43.

［24］陈金伟.如何用中成药治疗胆囊疾病［J］.农村百事通杂志，2020（5）.

［25］郝济源，吕瑞民.简述慢性胆炎的中医药治疗近况［J］江西中医药，2013，44（9）：79-80.

［26］李军祥，陈誩，梁健.胆石症中西医结合诊疗共识意见（2017年）［J］.中国中西医结合消化杂志，2018，26（2）：132-138.

［27］刘凤斌，胡玲，陈苏宁，等.消化系统常见病慢性胰腺炎中医诊疗指南（基层医生版）［J］.中华中医药杂志，2019，34（12）：5785-5789.

［28］付郁，单国顺，尹爱凝，等.中西医治疗功能性消化不良研究进展［J］.中华中医药学刊，2021，39（10）：82-85，270.

［29］中国中西医结合学会消化系统疾病专业委员会.功能性消化不良的中西医结合诊疗共识意见［J］.中国中西医结合杂志，2011，31（11）：1545-1549.

［30］张声生，唐旭东，黄穗平，卞立群.慢性胃炎中医诊疗专家共识意见（2017）［J］.中华中医药杂志，2017，32（7）：3060-3064.

［31］唐旭东，王凤云，张声生，等.消化系统常见病慢性非萎缩性胃炎中医诊疗指南(基层医生版)［J］.中华中医药杂志，2019，34（8）：3613-3618.

［32］唐旭东，李振华，李保双，等.慢性胃炎诊疗指南［J］.中国中医药现代远程教育，2011，9（10）：123-125.

［33］中华医学会消化病学分会.消化性溃疡病诊断与治疗规范建议［J］.中华消化杂志，2008，28（7）：447-450.

［34］余佳峰.中医对消化性溃疡的认识［D］.北京：北京中医药大学，2011.

［35］明.张介宾.景岳全书［M］.北京：北京医药科技出版社，2011：229，273，394.

［36］何亚勋.症因脉治释［M］.长沙：湖南科学技术出版社，1997：296.

［37］Chey WD，Kurlander J，Eswaran S.Ieeitable bowel syndrome:a clinical review［J］.JAMA，2015，313（9）：949-958.

［38］赵晓慧.中西医结合治疗急性肠炎［J］.工企医刊，2009，22（4）：46.

［39］陈艳，严卫星.国内外急性胃肠炎和食源性疾病负担研究进展［J］.中国食品卫生杂志，2013，25（2）：190-192.

［40］凌刚.浅谈急性胃肠炎的预防与治疗方法.中国卫生产业，2013（36）：13-14.

［41］中华医学会消化病学分会胃肠动力学组，中华医学会外科学分

会结直肠肛门外科学组.中国慢性便秘诊治指南（2013，武汉）
［J］.胃肠病学，2013，18（10）：605-612.

［42］中华中医药学会脾胃病分会,便秘中医诊疗专家共识意见(2017)
［J］.中医杂志，2017，58（15）：1349.

［43］傅思涵，吕冠华.基于文献回顾谈功能性便秘与中医体质的关
系［J］.中医药临床杂志，2021，33（3）：410-411.

［44］向雪莲，侯晓华《.2013年中国慢性便秘诊治指南》重点解读[J].
中国实用外科杂志，2013，33（11）：940-941.

［45］刘娜.232例功能性便秘中医证型体制关系研究［D］.南昌:
江西中医药大学，2019.

［46］王琦.9种基本中医体质类型的分类及诊断表述依据［J］.北京
中医药大学学报，2005，28（4）：1.

［47］胡薇，喻德洪.便秘心理因素的评估和治疗［J］.大肠肛门病
外科杂志，2004，10（2）：150-153.

［48］黄艳，高凌.肠道微生物在脑肠轴及相关疾病中的作用［J］.
世界华人消化杂志，2017，25（34）：3032-3037.

［49］CHENJY，PAN F，ZHAN g T，etal.Experimental studyon
the molecular mechanism of anthraquinone cathartics in inducin g
melanosis coli［J］.Chin J Inte grMed 2011，17（7）：525-530.

［50］张声生，沈洪，郑凯，等.溃疡性结肠炎中医诊疗专家共识意见
（2017）［J］.中华中医药杂志，2017，32（08）：3585-3589.

［51］欧阳钦，Rakesh Tandon，K L goh，等.亚太地区炎症性肠病
处理共识意见（一）.胃肠病学，2006，11（4）：233-238.

［52］中华医学会消化病学分会炎症性肠病协作组.对我国炎症性肠病
诊断治疗规范的共识意见.胃肠病学，2007，12（8）：488-495.

［53］吉新强.克罗恩病中医证型分布规律及与体质分类关系的研究
［D］.南京:南京中医药大学，2012.

［54］吴开春，梁洁，冉志华，等.炎症性肠病诊断与治疗的共识意
见（2018年·北京）［J］.中国实用内科杂志，2018，38（09）：
796-813.

［55］王园园，张驰，刘红华，刘涛，曹佳男，刘霞，张国山，刘密．中医药治疗克罗恩病的研究进展［J］．湖南中医杂志，2018，34（11）：168-170．

［56］陈颖．克罗恩病的辨证论治及针灸治疗的研究进展［J］．中国中医急症，2019，28（7）：1313-1316．

［57］中华医学会，中华医学会杂志社，中华医学会消化病学分会，等．慢性腹痛基层诊疗指南（2019年）［J］．中华全科医师杂志，2019（07）：618-627．

［58］杨旭，陈婉珍，朱方石．中枢介导的腹痛综合征中医临床研究进展［J］．广西中医药，2021，44（3）：72-74．

［59］孟凡瑞，孙建业，伦俊杰．观察小柴胡汤加味联合肝动脉化疗栓塞术治疗原发性肝癌的临床疗效［J］．海峡药学，2021，33（3）：170—172.DOI:10.3969/j.issn.1006—3765.2021.03.066．

［60］胡超，肖幸华，唐林，等．复方木鸡颗粒联合顺铂对人肝癌Hep g2细胞增殖及凋亡的机制研究［J］．现代药物与临床，2020，35（8）：1512-1516．

［61］徐嫩，高炜，刘圆圆．复生康片组方成分治疗肝癌国外研究进展［J］．世界最新医学信息文摘（连续型电子期刊），2020（A4）．DOI:10.3969/j.issn.1671—3141.2020.104.060．

［62］万元泰．肝复康胶囊研究及对人肝癌细胞系Hep g2的影响［D］．南昌大学，2012．

［63］徐燕立，刘鲁明，朱飞叶．抗胰腺癌中药研究现状［A］．中国中西医结合学会肿瘤专业委员会．第三届国际中医、中西医结合肿瘤学术交流大会暨第十二届全国中西医结合肿瘤学术大会论文汇编［C］．中国中西医结合学会肿瘤专业委员会：中国中西医结合学会，2010:6．

［64］胰腺癌综合诊治中国专家共识（2014年版）［J］．临床肝胆病杂志，2014，30（10）：970-980．

附录

消化病中成药速查

A

澳泰乐

药物组成：返魂草、郁金、黄精、白芍、麦芽。

功效主治：疏肝理气，清热解毒。用于疲乏无力，厌油腻，纳呆食少，胁痛腹胀，口苦，恶心，甲、乙型肝炎及各种慢性肝炎见上述症状者。

注意事项：

1. 湿热型肝炎忌用。

2. 忌酒及辛辣油腻食物。

安络化纤丸

药物组成：地黄、三七、水蛭、僵蚕、地龙、牡丹皮、郁金、牛黄、瓦楞子、白术、大黄、生麦芽、鸡内金、水牛角浓缩粉。辅料为被他环糊精。

功效主治：健脾养肝、凉血活血、软坚散结。用于慢性乙型肝炎、乙肝后早、中期肝硬化，表现为肝脾两虚、瘀热互结证候者。

注意事项：忌酒、辣椒，月经期减量。

安胃疡胶囊

药物组成：甘草黄酮类化合物。

功效主治：补中益气，解毒生肌。主治胃及十二指肠球部溃疡，对虚寒型和气滞型患者有较好的疗效，并可用于溃疡愈合后的维持治疗。

注意事项：忌食生冷及过度辛辣刺激食物。

B

补中益气丸

药物组成：黄芪（炙）、党参、甘草（炙）、当归、白术（炒）、升麻、柴胡、陈皮、生姜、大枣。

功效主治：调补脾胃，益气升阳，甘温除热。用于脾胃虚弱、中气下陷所致的食少腹胀、体倦乏力、动辄气喘、身热有汗、头痛恶寒、久泻、脱肛、子宫脱垂等症。

注意事项：

1. 阴虚发热者，感冒发热者，暴饮暴食、脘腹胀满实证者及命门火衰、虚寒或湿热泻痢者均不宜服用。

2. 服药期间忌食辛辣、生冷、油腻等不易消化的食物。

3. 忌与感冒类药、藜芦或其制剂同时服用。

4. 儿童、孕妇、哺乳期妇女及有高血压、心脏病、肝病、糖尿病、肾病等慢性病严重者慎用。

补脾益肠丸

药物组成：黄芪、党参（米炒）、砂仁、白芍、当归（土炒）、肉桂、醋延胡索、荔枝核、炮姜、炙甘草、防风、木香、盐补骨脂、煅赤石脂。

功效主治：补中益气，健脾和胃，涩肠止泻。用于脾虚泄泻证，临床表现为腹泻、腹胀、肠鸣。

注意事项：服药期间忌食生冷、辛辣油腻之物。感冒发热者慎用。

补脾益气丸

药物组成：外层：黄芪、党参（米炒）、砂仁、白芍、当归（土炒）、白术（土炒）、肉桂；内层：延胡索（制）、荔枝核、干姜（炮）、甘草（炙）、防风、木香、补骨脂（盐制）、赤石脂（煅）。

功效主治：补中益气，健脾和胃，涩肠止泻，止痛止血，生肌消肿。用于脾虚泄泻，临床表现为腹泻腹痛、腹胀、肠鸣、黏液血便或阳虚便秘等症，以及慢性结肠炎、溃疡性结肠炎、结肠过敏见有上述证候者。

注意事项：

1. 孕妇禁用。

2. 泄泻时腹部热胀痛者忌服。

3. 服药期间忌食生冷、辛辣油腻之物。

4. 胃肠实热、感冒发热者慎用。

便秘通

药物组成：白术、肉苁蓉、枳壳。

功效主治：健脾益气，润肠通便。适用于虚性便秘，尤其是脾虚及脾肾两虚型便秘患者，症见大便秘结，面色无华，腹胀，神疲气短，头晕耳鸣，腰膝酸软。

注意事项：

1. 服药期间忌食生冷、辛辣油腻之物。

2. 服药后症状无改善，或症状加重，或出现新的症状者，应立即停药并到医院就诊。

3. 小儿及年老体弱者，应在医师指导下服用。

4. 对本品过敏者禁用，过敏体质者慎用。

便通胶囊

药物组成：白术（炒）、肉苁蓉、当归、桑葚、枳实、芦荟。辅料为淀粉。

功效主治：健脾益肾，润肠通便。用于脾肾不足，肠腑气滞所致的便秘，症见大便秘结或排便乏力，神疲气短，头晕目眩，腰膝酸软等，以及原发性习惯性便秘、肛周疾患所引起的便秘见以上证候者。

注意事项：

1. 忌食辛辣刺激性食物。

2. 不宜在服药期间同时服用温补性中成药。

3. 心脏病、肝脏病、糖尿病、肾病等慢性病严重者应在医师指导下服用。

4. 肛周疾患应注意治疗原发疾病。

5. 严格按用法用量服用，小儿、年老体弱患者，应在医师指导下服用。

半硫丸

药物组成：半夏、硫黄。

功效主治：温肾逐寒，通阳开秘，泄浊祛痰，止泻，润大肠；除积冷，暖元脏，温脾胃，进饮食。主治肾阳衰微，阴寒内结，命门火衰，阳气不运所致虚人、老人虚冷便秘或阳虚久泻；脾胃气弱，津液停积，湿久浊凝，痰浊咳嗽吐逆；或湿阻三焦，二便不通；心腹一切疝癖冷气；癖冷气吐逆；小儿泄泻注下，或手足冷者，亦治咳嗽；湿凝气阻，三焦俱闭，二便不通。

注意事项：孕妇忌服。老人气虚、产后血枯、肠胃燥热便秘，以及小儿便秘者，切勿服用。

鳖甲煎丸

药物组成：鳖甲胶、阿胶、蜂房（炒）、鼠妇虫、土鳖虫（炒）、蜣螂、硝石（精制）、柴胡、黄芩、半夏（制）、党参、干姜、厚朴（姜制）、桂枝、白芍（炒）、射干、桃仁、牡丹皮、大黄、凌霄花、葶苈子、石韦、瞿麦。

功效主治：活血化瘀，软坚散结。用于胁下癥块。

注意事项：不良反应及禁忌尚不明确。

保和丸

药物组成：山楂（焦）、六神曲（炒）、半夏（制）、茯苓、陈皮、连翘。

功效主治：消食，导滞，和胃。用于食积停滞，脘腹胀满，嗳腐吞酸，不欲饮食。

注意事项：

1.忌生冷油腻不易消化食物。

2.不宜在服药期间同时服用滋补类中药。

3.有高血压、心脏病、肝病、糖尿病、肾病等慢性病严重者应在医师指导下服用。

4.儿童、孕妇、哺乳期妇女、年老体弱者应在医师指导下服用。

保济丸

药物组成：钩藤、菊花、蒺藜、厚朴、木香、苍术、天花粉、广藿香、葛根、化橘红、白芷、薏苡仁、稻芽、薄荷、茯苓、广东神曲。

功效主治：解表，祛湿，和中。用于暑湿感冒，症见发热头痛、腹痛腹泻、恶心呕吐、肠胃不适；亦可用于晕车、晕船。

注意事项：外感燥热者不宜服用。

白清胃散

药物组成：生石膏、生硼砂、玄明粉、冰片。

功效主治：清热去火，清肿止痛。用于治疗胃火上升，牙齿疼痛，口舌糜烂，牙缝流血。

注意事项：

1. 忌烟酒及辛辣、油腻食物。

2. 本品为外用药，不可内服。

3. 孕妇忌用。

4. 用药 3 天后症状无改善，或牙龈肿痛、舌生疮加重者应去医院就诊。

5. 按照用法用量使用，小儿、年老体弱者应在医师指导下使用。

6. 应将瓶盖拧紧，以免药物挥发影响疗效。

荜铃胃痛颗粒

药物组成：桃仁、红花、当归、川芎、地黄、赤芍、牛膝、柴胡、枳壳、桔梗、甘草。

功效主治：活血化瘀，行气止痛。用于瘀血内阻，头痛或胸痛，内热瞀闷，失眠多梦，心悸怔忡，急躁善怒，还可用于胰腺炎伴有血瘀者。

注意事项：忌食生冷食物，孕妇忌服。

八珍胶囊

药物组成：人参、白术、白茯苓、当归、川芎、白芍、熟地黄、甘草。

功效主治：补气益血。用于气血两虚，面色萎黄，四肢乏力。

注意事项：孕妇慎用。

C

柴胡疏肝散（丸）

药物组成：陈皮、柴胡、川芎、香附、枳壳、芍药、甘草。

功效主治：疏肝理气，活血止痛。主治肝气郁滞证，症见胁肋疼痛，胸闷善太息，情志抑郁易怒，或嗳气，脘腹胀满，脉弦。

注意事项：

1. 不适用于由肝胆湿热，食滞胃肠，脾胃虚寒等原因所引起的上述病证。

2. 本品含有行气、破血之品，有碍胎气，孕妇慎用。

3. 服药期间饮食宜用清淡易消化之品，忌食辛辣油腻，以免助湿伤脾，有碍气机。

4. 本方所针对的病证每因情志和（或）劳累而发作或加重，故服药期间切忌郁闷、恼怒，应保持心情舒畅。

柴芍六君丸

药物组成：人参、白术（土炒）、茯苓、陈皮、半夏（姜制）、甘草（炙）、柴胡、白芍（炒）、钓藤钩、生姜、大枣。

功效主治：健脾平肝，化痰祛风。用于脾虚肝旺，风痰盛之病毒性肝炎。现代也常用于治疗慢性胃炎、慢性胰腺炎、消化不良等疾病。

注意事项：若伴肢体不温、腰膝酸软、水谷不化、舌淡、脉沉细等脾肾阳虚之证，可兼服金匮肾气丸。

沉香舒气丸

药物组成：木香、砂仁、沉香、青皮（醋炙）、厚朴（姜炙）、香附（醋炙）、乌药、枳壳（去瓤麸炒）、草果仁、豆蔻、片姜黄、郁金、延胡索（醋炙）、五灵脂（醋炙）、柴胡、山楂（炒）、槟榔、甘草。辅料为赋形剂蜂蜜。

功效主治：舒气化郁，和胃止痛。用于肝郁气滞、肝胃不和引起的胃脘胀痛，两胁胀满疼痛或刺痛，烦躁易怒，呕吐吞酸，呃逆嗳气，倒饱嘈杂，不思饮食。

注意事项：

1.忌食生冷油腻不易消化性食物。

2.忌情绪激动或生闷气。

3.不适用于脾胃阴虚，主要表现为口干、舌红少津、大便干。

4.按照用法用量服用，小儿、年老体弱者应在医师指导下服用。

5.孕妇慎用。

苁蓉通便口服液

药物组成：肉苁蓉、何首乌、枳实（麸炒）、蜂蜜。辅料：甜菊糖。

功效主治：润肠通便。用于老年便秘，产后便秘。

注意事项：

1.孕妇慎用。

2.年青体壮者便秘时不宜用本药。

3.服用本药出现大便稀溏时应立即停服。

4.本药久贮后可能会出现少量振摇即散的沉淀，可摇匀后服用，不影响疗效。

肠泰合剂

药物组成：红参、白术、茯苓、甘草、双歧杆菌培养液、陈皮糖浆。

功效主治：益气健脾，消食和胃。用于脾胃气虚所致的神疲懒言，体倦无力，食少腹胀，大便稀溏。

注意事项：

1.糖尿病患者禁用。

2.感冒发热病人不宜服用。

肠康胶囊

药物组成：盐酸小檗碱。

功效主治：清热燥湿，理气止痛。用于湿热泄泻。

注意事项：盐酸小檗碱过敏及有溶血性贫血史者禁用。

肠胃宁片

药物组成：党参、白术、黄芪、赤石脂、干姜（炭）、木香、砂仁、补骨脂、葛根、防风、白芍、延胡索、当归、儿茶、罂粟壳、甘草（炙）。

功效主治：健脾益肾，温中止痛，涩肠止泻。用于脾肾阳虚所致的泄泻，症见大便不调，五更泄泻，时带黏液，伴腹胀腹痛，胃脘不舒，小腹坠胀。

注意事项：

1. 饮食宜清淡，禁食酸、冷、刺激性食物。

2. 湿热泄泻者不适用。

3. 儿童慎用，孕妇、哺乳期妇女及年老体弱者应在医师指导下服用。

4. 严格按用法用量服用，本品不宜长期服用。

常通舒颗粒

药物组成：何首乌、当归、赤芍、火麻仁、桑葚。

功效主治：滋阴养血，润肠通便。用于习惯性便秘、老年性便秘及产后便秘等。

注意事项：暂无。

慈丹胶囊

药物组成：莪术、山慈菇、鸦胆子、马钱子粉、蜂房。

功效主治：化瘀解毒、消肿散结、益气养血。主治原发性肝癌及胆管、胆囊等恶性肿瘤，同时改善肝胆肿瘤引起的黄疸、腹水、疼痛等症状。

注意事项：

1. 孕妇禁用。

2. 偶见服药后恶心。

D

大山楂丸

药物组成：山楂、麦芽、六神曲。

功效主治：开胃消食。主治食积内停所致的食欲不振，消化不良，脘腹胀闷。

注意事项：

1. 饮食宜清淡，忌酒及辛辣、生冷、油腻食物。

2. 不宜在服药期间同时服用滋补性中药。

3. 脾胃虚弱、无积滞而食欲不振者不适用。

4. 有高血压、心脏病、肝病、糖尿病、肾病等慢性病严重者应在医师指导下服用。

5. 儿童、孕妇、哺乳期妇女、年老体弱者应在医师指导下服用。

大补阴丸

药物组成：熟地黄、盐知母、盐黄柏、醋龟甲、猪脊髓。

功效主治：滋阴降火。主治阴虚火旺引起的潮热盗汗、咳嗽、耳鸣等症。

注意事项：

1. 忌辛辣、生冷、油腻食物。

2. 孕妇慎用。

3. 感冒病人不宜服用；表现为怕冷、手足凉、喜热饮的虚寒证患者不适用。

4. 本品宜饭前用开水或淡盐水送服。

大黄䗪虫丸

药物组成：熟大黄、水蛭、土鳖虫、虻虫、炒蛴螬、干漆、桃仁、苦杏仁、黄芩、地黄、白芍、甘草。

功效主治：活血破瘀，通经消症瘕。用于瘀血内停所致的症瘕、闭经，盆腔包块、子宫内膜异位症、继发性不孕症，症见腹部肿块、肌肤甲错、面色黯黑、潮热羸瘦、经闭不行。

注意事项：

1. 孕妇禁用。

2. 皮肤过敏者停服。

大柴胡颗粒

药物组成：柴胡、大黄、枳实、黄芩、半夏、芍药、大枣、生姜。

功效主治：和解少阳，内泻热结。用于因少阳不和、肝胆湿热所致的右上腹隐痛或胀满不适，口苦，恶心呕吐，大便秘结，舌红苔黄腻，脉弦数或弦滑。

注意事项：

1. 发热 > 38.5℃（口温）或血 WBC > 10×10^9/L 者不适宜单用本品治疗。

2. 本品仅适用于改善胆囊炎的临床症状，若出现腹痛加重、发热或血象升高明显等严重病情者，需在医生指导下进一步治疗。

3. 正常用药后可见大便次数增多，个别患者出现腹泻，若患者不能耐受或出现腹痛加剧、恶心、呕吐等症，可予以减量或停止使用本品。

肚痛泻丸

药物组成：关黄柏、肉桂、丁香、陈皮、木油、薄荷脑、颠茄草、甘草。

功效主治：温中止痛，和胃止泻。用于泄泻属寒湿证，症见大便次数增多，腹痛，脘腹胀闷，食欲不振，恶寒。

注意事项：暂无。

地榆槐角丸

药物组成：地榆（炭）、槐角（蜜炙）、槐花（炒）、大黄、黄芩、地黄、当归、赤芍、红花、防风、荆芥穗、枳壳（麸炒）。

功效主治：疏风，凉血，泻热润燥。用于脏腑实热、大肠火盛所致的肠风便血，痔疮肛瘘，便秘，肛门肿痛。

注意事项：

1.忌食烟、酒及辛辣食物。

2.三岁以下儿童慎用。

3.失血过多，身体虚弱者禁用。

4.过敏体质者慎用。

地榆散

药物组成：酸石榴皮、枳壳，地榆、黄芩、赤石脂、甘草。

功效主治：清热，止血，解毒。主治血痢赤痢。

注意事项：暂无。

当飞利肝宁片（胶囊）

药物组成：水飞蓟、当药。

功效主治：清利湿热，益肝退黄。用于湿热郁蒸而致的黄疸，急性黄疸型肝炎、传染性肝炎、慢性肝炎而见湿热证侯者。

注意事项：忌酒及油腻食物。

当归龙荟丸

药物组成：当归(酒炒)、龙胆(酒炒)、芦荟、青黛、栀子、黄连(酒炒)、黄芩(酒炒)、黄柏(盐炒)、大黄(酒炒)、木香、人工麝香。

功效主治：泻火通便。用于肝胆火旺所致心烦不宁，头晕目眩，耳鸣耳聋，胁肋疼痛，脘腹胀痛，大便秘结。

注意事项：

1.忌烟、酒及辛辣食物。

2.不宜在服药期间同时服用滋补性中药。

3.有高血压、心脏病、肝病、糖尿病、肾病等慢性病严重者应在医师指导下服用。

4.服药后大便次数增多且不成形者，应酌情减量。

5.儿童、哺乳期妇女、年老体弱及脾虚便溏者应在医师指导下服用。

6.严格按用法用量服用，本品不宜长期服用。

丹栀逍遥散

药物组成：丹皮、山栀、柴胡、当归、白芍、炒白术、茯苓、炙甘草、薄荷、生姜。

功效主治：疏肝解郁，健脾和营，兼清郁热。用于肝郁化火所致潮热颧红，月经不调，少腹胀痛，经行乳胀，崩漏，带下。

注意事项：

1.忌生冷及油腻难消化的食物。

2.服药期间要保持情绪乐观，切忌生气恼怒。

3.有高血压、心脏病、肝病、糖尿病、肾病等慢性病严重者应在医师指导下服用。

胆胃康胶囊

药物组成：青叶胆、西南黄芩、枳壳、竹叶柴胡、白芍、泽泻、茯苓、茵陈、淡竹叶、灯心草。

功效主治：舒肝利胆，清利湿热。用于肝胆湿热所致的胁痛，黄疸，以及胆汁反流性胃炎、胆囊炎见上述症状者。

注意事项：哺乳期妇女慎用。

胆宁片

药物组成：大黄、虎杖、青皮、白茅根、陈皮、郁金、山楂。

功效主治：疏肝利胆，清热通下。用于肝郁气滞、湿热未清所致的右上腹隐隐作痛，食入作胀，胃纳不香，嗳气，便秘，慢性胆囊炎见上述证候者。

注意事项：

1.可引起大便次数增多，偶有轻度腹泻。

2. 孕妇及过敏体质者慎用。

3. 服用本品后，如每日排便增至 3 次及以上者，应酌情减量服用。

4. 药品性状发生改变时禁止使用。

胆康胶囊

药物组成：柴胡、蒲公英、大黄、茵陈、人工牛黄、栀子、郁金、薄荷。

功效主治：舒肝利胆，清热解毒，消炎止痛。用于急慢性胆囊炎，胆道结石等胆道疾患。

注意事项：肝功能不全者慎用。

胆舒胶囊（片）

药物组成：薄荷素油。

功能主治：舒肝理气，利胆。用于慢性结石性胆囊炎、慢性胆囊炎及胆结石肝胆郁结、湿热胃滞证。

注意事项：

1. 忌油腻性食物。

2. 孕妇慎用。

胆石利通片

药物组成：硝石、白矾、郁金、三棱、猪胆膏、金钱草、陈皮、乳香、没药、大黄、甘草。

功效主治：理气解郁，化瘀散结，利胆排石。用于胆石症气滞型。

注意事项：

1. 胆道狭窄，急性胆道感染者忌用。

2. 孕妇慎用。

胆石通胶囊

药物组成：蒲公英、水线草、绵茵陈、广金钱草、溪黄草、大黄、枳壳、柴胡、黄芩、鹅胆粉。

功效主治：清热利湿，利胆排石。用于肝胆湿热致的胁痛、胆胀，症见右胁胀痛，痞满呕恶，尿黄口苦。

注意事项：

1. 忌烟酒及辛辣油腻食物。

2. 孕妇慎服。

3. 严重消化道溃疡、心脏病及重症肌无力者忌服。

毒消肝清丸

药物组成：黄芪、当归、白术、太子参、枸杞子、红花、红景天、大黄。

功效主治：清热利湿，开胃健脾，活血化瘀，滋补肝肾。适用于湿热内蕴、肝脾不和、气血郁滞、肝肾不和等证型的慢性乙型肝炎。

注意事项：忌酒及辛辣油腻食物。

达立通

药物组成：柴胡、枳实、木香、陈皮、清半夏、蒲公英、山楂（炒焦）、焦槟榔、鸡矢藤、党参、延胡索、六神曲（炒）。

功效主治：清热解郁，和胃降逆，通利消滞。用于肝胃郁热所致痞满证，症见胃脘胀满，嗳气，纳差，胃中灼热，嘈杂泛酸，脘腹疼痛，口干口苦，运动障碍型功能性消化不良见上述症状者。

注意事项：忌食生冷、辛辣、油腻之物。

东方胃药胶囊

药物组成：柴胡、黄连、香附、白芍、法落海、枳实、大黄、延胡索、川芎、地黄、牡丹皮、吴茱萸、薤白、木香。

功效主治：舒肝和胃、理气活血、清热止痛。用于肝胃不和、瘀热阻络所致的胃脘疼痛，嗳气，吞酸，嘈杂，饮食不振，烦躁易怒，口干口苦，以及胃溃疡、慢性浅表性胃炎见上述证候者。

注意事项：

忌食辛辣、强刺激性食物。

E

二陈丸

药物组成：陈皮、半夏（制）、茯苓、甘草。辅料为生姜。

功效主治：燥湿化痰，理气和胃。用于痰湿停滞导致的咳嗽痰多，胸脘胀闷，恶心呕吐。

注意事项：

1. 忌烟、酒及辛辣、生冷、油腻食物。

2. 不宜在服药期间同时服用滋补性中药。

3. 肺阴虚所致的燥咳不适用。

4. 支气管扩张、肺脓疡、肺心病、肺结核患者出现咳嗽时应去医院就诊。

5. 有高血压、心脏病、肝病、糖尿病、肾病等慢性病严重者应在医师指导下服用。

6. 儿童、孕妇、哺乳期妇女、年老体弱者应在医师指导下服用。

二十五味松石丸

药物组成：松石、珍珠、珊瑚、朱砂、诃子、铁屑、余甘子、五灵脂、檀香、降香、木香、马兜铃、鸭嘴花、牛黄、广木香、绿绒蒿、船形乌头、肉豆蔻、丁香、伞梗虎耳草、毛诃子、天竺黄、西红花、木棉花、麝香、石灰华。

功效主治：清热解毒，疏肝利胆，化瘀。用于肝郁气滞、血瘀所致肝中毒、肝痛、肝硬化、肝腹水及各种急性慢性肝炎和胆囊炎。

注意事项：忌食油腻、生冷、刺激性食物。

阿胶口服液

药物组成：阿胶。

功效主治：补血滋阴，润燥。用于血虚阴亏所致面色萎黄，眩晕心悸，肢体无力，心烦不眠，肺燥咳嗽，以及缺铁性贫血见上述证候者。

注意事项：

1. 忌辛辣、生冷、油腻食物。

2. 本品宜饭前服用。

3. 高血压、心脏病、肝病、肾病等慢性病患者应在医师指导下服用。

4. 儿童、孕妇应在医师指导下服用。

5. 服药 2 周症状无缓解，应去医院就诊。

6. 对本品过敏者禁用，过敏体质者慎用。

F

附子理中丸

药物组成：附子（炮，去皮脐）、人参（去芦）、干姜（炮）、甘草（炙）、白术。

功效主治：温脾散寒，止泻止痛。用于阳虚质的慢性肝炎患者。

注意事项：忌食生冷食物，孕妇忌服。

复方黄连素片

药物组成：盐酸小檗碱、木香、吴茱萸、白芍。

功效主治：清热燥湿，行气止痛，止痢止泻。主治大肠湿热，赤白下痢，里急后重或暴注下泻，肛门灼热；肠炎、痢疾见上述证候者。

注意事项：

1. 口服不良反应较少，偶有恶心、呕吐、皮疹和药热，停药后消失。

2. 对本品过敏者、溶血性贫血患者禁用。

3. 妊娠期头 3 个月慎用。

4. 当药品性状发生改变时禁止使用。

5. 含鞣质的中药与盐酸小檗碱合用后，由于鞣质是生物碱沉淀剂，二者结合，生成难溶性鞣酸盐沉淀，降低疗效。

复方鳖甲软肝片

药物组成：莪术、赤芍、当归、三七、党参、紫河车、连翘、板蓝根、黄芪、鳖甲（制）、冬虫夏草。

功效主治：软坚散结，化瘀解毒，益气养血。用于慢性乙型肝炎肝纤维化，以及早期肝硬化属瘀血阻络、气血亏虚兼热毒未尽者。症见胁肋隐痛或胁下痞块，面色晦暗．脘腹胀满，纳差便溏，神疲乏力，口干且苦，赤缕红丝等。

注意事项：服后偶见轻度消化道反应，一般可自行缓解。

复肝宁片

药物组成：板蓝根、柴胡、金银花、山楂、牡丹皮、麦芽（炒）、六神曲（炒）。

功效主治：舒肝健脾，清热利湿。用于乙型肝炎表面抗原阳性属于肝旺脾虚，热毒较盛者。

注意事项：暂无。

复方益肝灵胶囊

药物组成：益肝灵粉（水飞蓟素）、五仁醇浸膏。

功效主治：益肝滋肾，解毒祛湿。用于肝肾阴虚，湿毒未清引起胁痛、纳差、腹胀、腰酸乏力、尿黄等症，或慢性肝炎氨基转移酶增高者。

注意事项：无。

复方木鸡颗粒

药物组成：云芝提取物、山豆根、菟丝子、核桃楸皮。

功效主治：具有抑制甲胎蛋白升高的作用。用于肝炎，肝硬化，肝癌。

注意事项：无。

复方陈香胃片

药物组成：陈皮、木香、石菖蒲、大黄、碳酸氢钠、重质碳酸镁、氢氧化铝。

功效主治：行气和胃，制酸止痛。用于脾胃气滞所致的胃脘疼痛，脘腹痞满，嗳气吞酸，胃及十二指肠溃疡、慢性胃炎见上述证候者。

注意事项：

1. 饮食宜清淡，忌酒及辛辣油腻、不宜消化的食物。

2. 忌愤怒、忧郁，保持心情舒畅。

3. 孕妇慎服。

4. 本品能妨碍磷的吸收，长期服用能引起低磷血症；低磷血症（如吸收不良综合征）患者慎用。

5. 本品有便秘作用，故长期便秘者应慎用。

复方三七胃痛胶囊

药物组成：三七、延胡索、香附、吴茱萸、瓦楞子、桔矾、甘草、白芍、白及、川楝子、氧化镁、碳酸氢钠、颠茄流浸膏。

功效主治：制酸止痛，理气化瘀，温中健脾。用于胃脘痛，胃酸过多，慢性浅表性胃炎见上述症状者。

注意事项：

1. 前列腺肥大、青光眼患者禁用。

2. 孕妇及月经过多者禁用。

3. 哺乳期妇女禁用。

复方芦荟胶囊

药物组成：芦荟、青黛、琥珀。辅料为硬脂酸镁、明胶空心胶囊。

功效主治：清肝泻热，润肠通便，宁心安神。用于心肝火盛，大便秘结，腹胀腹痛，烦躁失眠。

注意事项：

1. 饮食宜清淡，忌烟、酒及辛辣、生冷、油腻食物。

2. 不宜在服药期间同时服用滋补性中药。

3. 肝肾功能不全者慎用。有高血压、心脏病、肝病、糖尿病、肾病等慢性病患者应在医师指导下服用。

4. 哺乳期妇女慎用。儿童、年老体弱者应在医师指导下服用。

5. 出现腹泻时可酌情减量。

复方白头翁片

药物组成：盐酸小檗碱、白屈菜、白头翁、秦皮。

功效主治：清热解毒，燥湿止痢。用于大肠湿热引起的泻泄，痢疾等。

注意事项：

1. 孕妇慎服。

2. 不宜长期服用。

复方斑蝥胶囊

药物组成：斑蝥、刺五加、半枝莲、黄芪、女贞子、山茱萸、人参、三棱、莪术、熊胆粉、甘草。

功效主治：破血消瘀，攻毒蚀疮。用于原发性肝癌、肺癌、直肠癌、恶性淋巴瘤、妇科恶性肿瘤等。

注意事项：

1. 会出现恶心、呕吐、腹痛、腹泻、腹部不适、皮疹、瘙痒、头晕，有抽搐、口舌麻木、有血尿、排尿异常等不良反应。

2. 孕妇及哺乳期妇女禁用。

3. 对本品及所含成分过敏者禁用。

复生康胶囊

药物组成：蒲葵子、喜树果、莪术、柴胡、绞股蓝、香菇、黄芪、甘草。

功效主治：活血化瘀，健脾消积。用于胃癌、肝癌能增强放疗、化疗的疗效，增强机体免疫功能，且能改善肝癌患者临床症状。

注意事项：

1. 孕妇禁服。

2. 本品宜在医师指导下用药。使用期间，注意血象检查。

防风通圣丸

药物组成：麻黄、荆芥穗、防风、薄荷、大黄、芒硝、滑石、栀子、石膏、黄芩、连翘、桔梗、当归、白芍、川芎、白术（炒）、甘草。

功效主治：解表通里，清热解毒。主治外寒内热，表里俱实所致恶寒壮热，头痛咽干，小便短赤，大便秘结，瘰疬初起，风疹湿疮。

注意事项：

1. 孕妇及虚寒证者慎用。

2. 服药期间，忌烟酒及辛辣、生冷、油腻食物。

扶正化瘀颗粒（胶囊）

药物组成：丹参、发酵虫草菌粉、桃仁、松花粉、绞股蓝、五味子（制）。

功效主治：活血祛瘀，益精养肝。用于乙型肝炎肝纤维化证属瘀血阻络、肝肾不足证者。

注意事项：

1. 偶见服药后胃中有不适感。

2. 孕妇忌用。

3. 湿热盛者慎用。

枫蓼肠胃康颗粒

药物组成：牛耳枫、辣蓼。

功效主治：清热除湿化滞。用于急性胃肠炎，属伤食泄泻型及湿热泄泻型者，症见腹痛腹满、泄泻臭秽、恶心呕腐或有发热恶寒苔黄脉数等。亦可用于食滞胃痛而症见胃脘痛拒按、恶食欲吐、嗳腐吞酸、舌苔厚腻或黄腻、脉滑数者。

注意事项：暂无。

腹可安片

药物组成：扭肚藤、火炭母、车前草、救必应、石榴皮。

功效主治：清热利湿，收敛止痛。用于消化不良引起的腹痛，腹泻，呕吐。

注意事项：不宜在服药期间同时服用滋补性中药。

G

桂枝茯苓丸

药物组成：桂枝，茯苓，牡丹皮，赤芍，桃仁。

功效主治：活血、化瘀、消癥。用于妇人宿有癥块，或血瘀经闭，行经腹痛，产后恶露不尽。

注意事项：孕妇慎用。

固本益肠丸（片）

药物组成：党参、白术、补骨脂、山药、黄芪、炮姜、当归、白芍。辅料为：淀粉、糊精、硬脂酸镁。

功效主治：健脾温肾，涩肠止泻。用于脾虚或脾肾阳虚所致慢性泄泻，症见腹痛腹泻，大便清稀，食少腹胀，腰酸乏力，形寒肢冷。

注意事项：

1. 服药期间忌食生冷、辛辣油腻之物。

2. 服药 3 天症状未改善，或症状加重，或出现新的症状者，应立即停药并去医院就诊。

3. 有慢性结肠炎、溃疡性结肠炎便脓血等慢性病史者，患泄泻后应在医师指导下使用。

固肠止泻丸

药物组成：乌梅、黄连、干姜、罂粟壳、延胡索、木香。

功效主治：调和肝脾，涩肠止痛。用于肝脾不和所致泻痢腹痛，慢性非特异性溃疡性结肠炎见上述证候者。

注意事项：忌饮食生冷，辛辣，油腻等刺激性食物。运动员慎用。

葛根芩连片

药物组成：葛根、黄芩、黄连、炙甘草

功效主治：解肌清热，止泻止痢。主治泄泻痢疾，身热烦渴，下痢臭秽。

注意事项：

1. 高血压、心脏病、肾脏病、浮肿的患者，孕妇、哺乳期妇女或正在接受其他治疗的患者，应在医师指导下服用。

2. 按照用法用量服用，小儿及年老体虚者应在医师指导下服用。

更衣丸

药物组成：朱砂、芦荟。

功效主持：泻热通便。主治肝火上炎，肠热便秘，目赤易怒。

注意事项：脾胃虚弱者以及孕妇便秘不宜用。

甘露消毒丹

药物组成：飞滑石、淡黄芩、绵茵陈、石菖蒲、川贝母、木通、藿香、连翘、白蔻仁、薄荷、射干。

功效主治：利湿化浊，清热解毒。主治湿温时疫，邪在气分，湿热并重证。症见发热倦怠，胸闷腹胀，肢酸咽痛，身目发黄，颐肿口渴，小便短赤，泄泻淋浊，舌苔白或厚腻或干黄，脉濡数或滑数。临床常用于治疗肠伤寒、急性胃肠炎、黄疸型传染性肝炎、钩端螺旋体病、胆囊炎等证属湿热并重者。

注意事项：阴虚者、脾虚湿重者禁用。

甘海胃康胶囊

药物组成：白术、枳实、海螵蛸、黄柏、沙棘、延胡索、甘草、绞股蓝总苷。

功效主治：健脾和胃，收敛止痛。用于脾虚气滞所致的胃及十二指肠溃疡、慢性胃炎、反流性食道炎。

注意事项：胃阴亏虚者不宜使用。

肝泰颗粒

药物组成：当归、郁金、白芍、桃仁、香附、地黄、五灵脂、柏子仁、陈皮、竹叶、柴胡。

功效主治：舒肝养血，化瘀理气。适用于急、慢性无黄疸型肝炎及肝炎综合征。

注意事项：暂无。

肝爽颗粒

药物组成：党参、柴胡、白芍、当归、茯苓、白术(炒)、枳壳、蒲公英、虎杖、夏枯草、丹参、桃仁、鳖甲(烫)。

功效主治：疏肝健脾，清热散瘀，保肝护肝，软坚散结。用于急、慢性肝炎，肝硬化，肝功能损害。

注意事项：忌酒及辛辣油腻食物。

肝复康丸

药物组成：五味子、太子参、白花蛇舌草。

功效主治：收敛，益气，解毒。用于慢性乙型肝炎，甲型病毒性肝炎，肝功能衰竭，肝硬化。

注意事项：

1.邪盛正实者慎用。

2.谷丙转氨酶恢复正常后，仍须服药2~4周，以巩固疗效

肝达康颗粒

药物组成：北柴胡、白芍、当归、茜草、白术、茯苓、鳖甲、湘曲、党参、白茅根、枳实、青皮、砂仁、地龙、甘草。

功效主治：疏肝健脾，化瘀通络。用于慢性乙型肝炎具肝郁脾虚兼血瘀证候者，症见疲乏纳差，胁痛腹胀，大便溏薄，胁下痞块，舌色淡或色暗。瘀点，脉弦缓或涩。

注意事项：暂无。

肝胆舒康胶囊

药物组成：白芍、茵陈、柴胡、郁金、丹参、鳖甲。

功效主治：清肝理脾，行气化瘀。用于肝脾虚所导致的胸胁胀痛、腹部胀满、体倦、口苦等症状。临床上可以用于治疗各类的急慢性肝炎、胆囊炎、酒精肝、脂肪肝，以及可以用于预防和治疗肝纤维化。

注意事项：忌食油腻、生冷、刺激性食物。

肝复乐片

药物组成：党参、鳖甲（醋制）、重楼、白术（炒）、黄芪、陈皮、土鳖虫、大黄、桃仁、半枝莲、败酱草、茯苓、薏苡仁、郁金、苏木、牡蛎、茵陈、川木通、香附（制）、沉香、柴胡。

功效主治：健脾理气，化瘀软坚，清热解毒。用于证属虚的原发性肝癌，症见上腹肿块，胁肋疼痛，神疲乏力，食少纳呆，脘腹胀满，心烦易怒，口苦咽干等。

注意事项：

1.少数患者服药后出现腹泻，一般不影响继续治疗，多可自行缓解。

2.有明显出血倾向者慎服。

臌症丸

药物组成：甘遂、大枣、木香、皂矾、小麦。

功效主治：利水消肿，除湿健脾。用于臌症，症见胸腹胀满，四肢浮肿，大便秘结，小便短赤。

注意事项：不可与甘草同服，忌食盐与荞麦面。

归脾丸

药物组成：党参、白术（炒）、炙黄芪、炙甘草、当归、茯苓、远志（制）、酸枣仁（炒）、龙眼肉、木香、大枣。

功效主治：益气补血，健脾养心。用于心脾两虚和脾不统血所致心悸怔忡，失眠健忘，面色萎黄，头昏头晕，肢倦乏力，食欲不振，崩漏便血。

注意事项：

1. 有痰湿、瘀血、外邪者，或热邪内伏、阴虚脉数者忌用。

2. 忌生冷食物，忌思虑过度及过劳。

谷参肠安胶囊

药物组成：L-谷氨酰胺、人参、甘草（蜜炙）、白术、茯苓。

功效主治：甘温益气、健脾养胃。用于各种原因所致的急、慢性肠道疾病，如肠道功能紊乱，肠易激综合征及非感染性腹泻。

注意事项：葡萄糖-6-磷酸酶缺乏的儿童禁用。

H

黄芪建中丸

药物组成：饴糖、黄芪、桂枝、甘草、生姜、大枣、白芍。

功效主治：补气散寒，健胃和中。用于脾胃虚寒所致的恶寒腹痛，身体虚弱。

注意事项：

1. 忌辛辣、生冷、油腻类食物。

2. 感冒发热患者不宜服用。

3. 本品宜饭前服用。

4. 高血压、心脏病、肝病、肾病等慢性病患者应在医师指导下服用。

5. 儿童应慎用。

黄疸茵陈片

药物组成：茵陈、大黄（制）、黄芩、甘草。

功效主治：清热利湿，退黄疸。用于治疗急、慢性黄疸型传染性肝炎。

注意事项：

1. 对本品过敏者禁用。

2. 阴黄及湿重于热者不宜用本品。

黄连上清片（丸）

药物组成：黄连、黄芩、黄柏、石膏、栀子、大黄，连翘、菊花、荆芥穗、白芷、炒蔓荆子、川芎、防风、薄荷、旋覆花、桔梗、甘草。

功效主治：疏风清热，泻火止痛。用于风热上攻、肺胃热盛所致的头 j 晕目眩，暴发火眼，牙齿疼痛，口舌生疮，咽喉肿痛，耳痛耳鸣，大便秘结，小便短赤。

注意事项：孕妇忌服，脾胃虚寒者禁用。

藿香正气水（丸、胶囊）

药物组成：苍术、陈皮、厚朴（姜制）、白芷、茯苓、大腹皮、生半夏、甘草浸膏、广藿香油、紫苏叶油。

功效主治：解表化湿，理气和中。用于外感风寒、内伤湿滞或夏伤暑湿所致的感冒，症见头痛昏重，胸膈痞闷，脘腹胀痛，呕吐泄泻，胃肠型感冒见上述证候者。

注意事项：忌辛辣、生冷、油腻之物，虚证禁用。

厚朴排气合剂

药物组成：厚朴（姜制）、木香、枳实（麸炒）、大黄。

功效主治：行气消胀，宽中除满。用于腹部非胃肠吻合术后早期肠麻痹，症见腹部胀满，胀痛不适，腹部膨隆，无排气、排便，舌质淡红，舌苔薄白或薄腻。

注意事项：

1. 服用时，可将药瓶放置温水中加温 5~10 分钟后服用。

2. 药液如有少量沉淀，属正常现象，为保证疗效，可将其摇匀后服用。

3. 孕妇、肠梗阻、恶性肿瘤、血管供血不足引起的肠麻痹忌用。

护肝宁胶囊

药物组成：垂盆草、虎杖、丹参。

功效主治：清热利湿，益肝化瘀，疏肝止痛。能够起到退黄和降低丙氨酸氨基转移酶的作用，能够有效地治疗急性肝炎和慢性肝炎。

注意事项：

1. 忌用辛辣油腻性食物。

2. 本药品对于孕妇禁止服用。

护肝片

药物组成：柴胡、猪胆粉、板蓝根、绿豆、五味子、茵陈。

功效主治：疏肝理气，健脾消食。具有降低转氨酶作用，用于慢性肝炎及早期肝硬化等。

注意事项：暂无。

和络舒肝胶囊

药物组成：白术、白芍、三棱、香附、莪术、当归、木瓜、大黄、红花、鳖甲、桃仁、郁金、茵陈、海藻、昆布、玄参、地黄、熟地黄、虎杖、土鳖虫、柴胡、制何首乌、凌霄花、蜣螂、五灵脂、黑豆、半边莲。

功效主治：疏肝理气，清化湿热，活血化瘀，滋养肝肾。用于慢性迁延性肝炎，慢性活动性肝炎及早期肝硬化。

注意事项：孕妇慎用。

化滞柔肝颗粒

药物组成：茵陈、决明子、大黄（酒炖）、泽泻、猪苓、山楂、苍术

（麸炒）、白术（麸炒）、陈皮、瓜蒌、女贞子（酒蒸）、墨旱莲、枸杞子、小蓟、柴胡（醋炙）、甘草。

功效主治：清热利湿，化浊解毒，祛瘀柔肝。用于非酒精性单纯性脂肪肝湿热中阻证，症见肝区不适或隐痛，乏力，食欲减退，舌苔黄腻。

注意事项：

1. 不良反应：偶见腹泻或胃部不适。

2. 糖尿病患者慎用。

3. 用药期间应定期复查肝肾功能。

4. 治疗期间需结合饮食调整和行为纠正。

荷丹片

药物组成：荷叶，丹参，山楂，番泻叶，补骨脂（盐炒）。

功效主治：化痰降浊，活血化瘀。用于高脂血症属痰浊挟瘀证候者，症见头晕头痛，头重如裹，胸闷，心悸失眠，口苦口腻，四肢麻木。

注意事项：

1. 偶见腹泻、恶心、口干。

2. 孕妇忌用。

3. 脾胃虚寒、便溏者忌服。

红花逍遥片

药物组成：当归、白芍、白术、茯苓、红花、皂角刺、竹叶柴胡、薄荷、甘草。

功效主治：舒肝、理气、活血。用于肝气不舒，胸胁胀痛，头晕目眩，食欲减退，月经不调，乳房胀痛或伴见颜面黄褐斑。

注意事项：肝肾阴虚、气滞不运所致的胸胁疼痛、胸腹胀满、咽喉干燥、舌无津液、舌红无苔、脉沉细者慎用。

虎地肠溶胶囊

药物组成：朱砂七、虎杖、白花蛇舌草、北败酱、二色补血草、地榆（炭）、白及、甘草。

功效主治：清热、利湿、凉血。用于非特异性溃疡性结肠炎、慢性细菌性痢疾温热蕴结证，症见腹痛，下痢脓血，里急后重。

注意事项：孕妇慎用。

回生口服液

药物组成：益母草、红花、花椒（炭）、水蛭（制）、当归、苏木、三棱（醋炙）、两头尖、川芎、降香、香附（醋炙）、人参、高良姜、姜黄、没药（醋炙）、苦杏仁（炒）、大黄、紫苏子、小茴香（盐炒）、桃仁、五灵脂（醋炙）、虻虫、鳖甲、丁香、延胡索（醋炙）、白芍、蒲黄（炭）、乳香（醋炙）、干漆（煅）、吴茱萸（甘草水炙）、肉桂、艾叶（炙）、熟地黄。辅料为聚山梨酯、甜蜜素。

功效主治：消癥化瘀。用于原发性肝癌、肺癌。

注意事项：孕妇禁用，过敏体质者慎服。

葫芦素片

药物组成：总葫芦素

功效主治：解毒清热，利湿退黄。用于湿热毒盛所致慢性肝炎及原发性肝癌的辅助治疗。

注意事项：服用剂量不得随意加大，孕妇及严重消化道溃疡患者忌服。

华蟾素胶囊

药物组成：干蟾皮

功能主治：解毒，消肿，止痛。用于中、晚期肿瘤，慢性乙型肝炎等病症。

注意事项：

1. 禁与强心药物配伍使用。

2. 孕妇禁用。

3. 过敏体质者或对本品过敏者慎用。

4. 口服初期偶有腹痛、腹泻等胃肠道刺激反应。如无其他严重情况，不需停药，继续使用，症状会减轻或消失。

槐耳颗粒

药物组成：槐耳清膏。

功效主治：扶正固本，活血消癥。用于正气虚弱，瘀血阻滞，原发性肝癌不宜手术和化疗者辅助治疗用药，有改善肝区疼痛，腹胀，乏力等症状的作用。

注意事项：个别患者出现恶心，呕吐。

J

金匮肾气丸

药物组成：地黄、山药、山茱萸（酒炙）、茯苓、牡丹皮、泽泻、桂枝、附子（制）、牛膝（去头）、车前子（盐炙）。

功效主治：温补肾阳，化气行水。用于慢性肝炎兼有肾虚水肿，腰膝酸软，小便不利，畏寒肢冷。

注意事项：

1. 孕妇忌服。

2. 忌房欲、气恼。

3. 忌食生冷物。

金胆片

药物组成：龙胆、金钱草、虎杖、猪胆膏。

功效主治：利胆消炎。用于急、慢性胆囊炎、胆石症以及胆道感染。

注意事项：孕妇慎用。

金佛止痛丸

药物组成：白芍、醋延胡索、三七、郁金、佛手、姜黄、甘草。

功效主治：行气止痛，舒肝和胃，祛瘀。用于胃脘气痛，月经痛，慢性浅表性胃炎引起的疼痛。

注意事项：

1. 忌食辛辣、油腻，厚味食物。

2. 不宜在服药期间同时服用温补性中成药。

3. 不适用于外感风热引起的咽喉痛及声哑者。

4. 急性者服药三天后症状无改善，或出现咽喉痛及声哑加重或其他症状，应去医院就诊。

5. 按照用法用量服用，儿童、孕妇、哺乳期妇女、年老体弱者、糖尿病患者慎用。

6. 对本品过敏者禁用，过敏体质者慎用。

金胃泰胶囊

药物组成：大红袍、鸡矢藤、管仲、金荞麦、黄连，砂仁、延胡索、木香。

功效主治：行气、活血，和胃止痛。用于肝肾气滞，湿热瘀阻所致的急慢性胃肠炎，胃及十二指肠溃疡，慢性结肠炎。

注意事项：服药治疗期间，忌食酒、酸、冷、辛辣及不易消化食物。

金龙胶囊

药物组成：鲜守宫、鲜金钱白花蛇、鲜蕲蛇。

功效主治：破瘀散结，解郁通络。用于原发性肝癌血瘀郁结证，症见右胁下积块，胸胁疼痛，神疲乏力，腹胀，纳差等。

注意事项：服药期间出现过敏者，应及时停药，并给予相应的治疗措施。妊娠及哺乳期妇女禁用。

济生肾气丸

药物组成：肉桂、附子（制）、牛膝、熟地黄、山茱萸（制）、山药、茯苓、泽泻、车前子、牡丹皮。

功效主治：温肾化气，利水消肿。用于肝炎伴有肾功能损害的肾阳不足、水湿内停所致的肾虚水肿、腰膝酸重，小便不利，痰饮咳喘。

注意事项：

1. 过敏体质者慎用。

2. 年老体弱者应在医师指导下服用。

3. 饮食宜清淡，低盐饮食，忌烟酒。

4. 防止感染，避免过度劳累。

5. 避免感受风寒，应劳逸适度。

6. 勤作松弛腰部肌肉的体操，不可强力负重，不可负重久行。

7. 加强体育锻炼，增强体质。

加味香连丸

药物组成：木香、黄连(姜炙)、黄芩、黄柏(酒炙)、白芍、当归、厚朴(姜炙)、枳壳(去瓤麸炒)、槟榔、延胡索(醋炙)、吴茱萸(甘草炙)、甘草(蜜炙)。

功效主治：清热祛湿，化滞止痛之功效。用于大肠湿热所致的痢疾，症见大便脓血，腹痛下坠，里急后重。

注意事项：

1. 慢性虚寒性泻痢者慎用。

2. 服药期间饮食宜清淡，忌食辛辣油腻生冷之品。

3. 本药苦寒，易伤胃气，中病即止，不可过服、久服。

4. 严重脱水者，则应采取相应的治疗措施。

健胃消食口服液

药物组成：太子参、陈皮、山药、麦芽（炒）、山楂。

功效主治：健胃消食。用于脾胃虚弱，消化不良。

注意事项：

1. 服药的同时要调整饮食习惯，要规律饮食，清淡饮食，多吃蔬菜水果，多吃含粗纤维的食物有助于促进胃肠蠕动，助消化治疗。

2. 忌长时间大量服用。

健胃愈疡片

药物组成：柴胡、党参、白芍、延胡索、白及、珍珠层粉、青黛、甘草。

功效主治：用于肝郁脾虚、肝胃不和所致的胃痛，症见胃脘胀痛，嗳气吐酸，烦躁不食，腹胀便溏，消化性溃疡见上述证候者。

注意事项：忌酒及辛辣、油腻、酸性食物。

健脾丸

药物组成：党参、枳实(炒)、陈皮、麦芽(炒)、白术(炒)、山楂(炒)。

辅料为滑石粉。

功效主治：健脾开胃。用于脾胃虚弱，脘腹胀满，食少便溏。

注意事项：

1.忌食生冷油腻不易消化食物。

2.不适用于急性肠炎腹泻，主要表现为腹痛、水样大便频繁，或发烧。

3.不适用于口干、舌少津，或手足心热，脘腹作胀，不欲饮食。

4.服药3天症状无改善，或出现其他症状时，应马上停用并到医院诊治。

5.孕妇及哺乳期妇女慎用。

加味左金丸

药物组成：姜黄连、制吴茱萸、黄芩、柴胡、木香、醋香附、郁金、白芍、醋青皮、麸炒枳壳、陈皮、醋延胡索、当归、甘草。

功效主治：平肝降逆，疏郁止痛。用于肝郁化火、肝胃不和引起的胸脘痞闷，急躁易怒，嗳气吞酸，胃痛少食。

注意事项：忌气怒，忌辛辣刺激性食物。

九味肝泰胶囊

药物组成：三七、郁金、蜈蚣（不去头足）、大黄（酒制）、黄芩、山药、蒺藜、姜黄、五味子。

功效主治：化瘀通络，疏肝健脾。用于气滞血瘀兼肝郁脾虚所致的胁肋痛或刺痛，抑郁烦闷，食欲不振，食后腹胀脘痞，大便不调，或胁下痞块等。

注意事项：

1.孕妇禁用。

2.过敏体质及对本品过敏者不宜服用。

绞股蓝总苷片

药物组成：绞股蓝。

功效主治：养心健脾、益气和血、除痰化瘀。具有降血脂、改善心肌缺血缺氧、脑缺血的保护、抗氧化等作用。适用于高脂血症，症见心悸气短，胸闷肢麻，眩晕头痛，健忘耳鸣，自汗乏力，或脘腹胀满等心脾气虚、痰阻血瘀者。

注意事项：

1. 绞股蓝总苷片不良反应轻，极少数病人有胃部不适，继续服药可自行消失，无特殊禁忌证。

2. 超大剂量服用后如有不适，可暂停用药，待症状消失后继续服用。

荆花胃康胶丸

药物组成：土荆芥、水团花。

功效主治：理气散寒，清热化瘀。用于寒热错杂、气滞血瘀所致的胃脘胀闷，疼痛，暖气，反酸，嘈杂，口苦，十二指肠溃疡见上述证候者。

注意事项：

1. 过敏体质及对本品过敏者不宜服用。

2. 孕妇忌服。

K

口炎清颗粒

药物组成：天冬、麦冬、玄参、山银花、甘草。

功效主治：滋阴清热，解毒消肿。用于阴虚火旺所致的口腔溃疡。

注意事项：

1. 忌烟、酒及辛辣、油腻食物。

2. 儿童、孕妇、哺乳期妇女、年老体弱、脾虚便溏者应在医师指导下服用。

3. 糖尿病患者及有高血压、心脏病、肝病、肾病等慢性病严重者应在医师指导下服用。

壳脂胶囊

药物组成：甲壳、制何首乌、茵陈、丹参、牛膝。

功效主治：消化湿浊，活血散结、补益肝肾。用于治疗非酒精性脂肪肝湿浊内蕴、气滞血瘀或兼有肝肾不足郁热证，症见肝区闷胀不适或闷痛，耳鸣，胸闷气短，肢麻体重，腰膝酸软，口苦口黏，尿黄，舌质暗红，苔薄黄腻，脉或弦数或弦滑等。

注意事项：

1. 妊娠及哺乳期妇女禁用，对本药过敏者禁用。

2. 建议服药过程中配合饮食控制（包括脂肪、酒精摄入等）。

克痢痧胶囊

药物组成：白芷、苍术、石菖蒲、细辛、荜茇、鹅不食草、猪牙皂、丁香、硝石、白矾、雄黄、冰片。

功效主治：解毒辟秽，理气止泻。用于泄泻、痢疾和痧气（中暑）。

注意事项：中病即止，不宜久服。

康复新液

药物组成：美洲大蠊干燥虫体提取物。

功效主治：通利血脉，养阴生肌。内服用于瘀血阻滞，胃痛出血，胃、十二指肠溃疡，以及阴虚肺痨，肺结核的辅助治疗。外用用于金疮、外伤、溃疡、瘘管、烧伤、烫伤、褥疮之创面。

注意事项：不良反应及禁忌尚不明确。

康莱特软胶囊

药物组成：薏苡仁油、甘油三酯。

功效主治：益气养阴，消癥散结。适用于手术前及不宜手术的脾虚痰湿型、气阴两虚型原发性非小细胞肺癌。

注意事项：尚不明确。

L

龙胆泻肝丸

药物组成：龙胆、柴胡、黄芩、栀子（炒）、泽泻、木通、车前子（盐炒）、

当归 (酒炒)、地黄、炙甘草。

功效主治：清肝胆，利湿热。用于肝胆湿热所致头晕目赤，耳鸣耳聋，胁痛口苦，尿赤，湿热带下。

注意事项：

1. 忌烟、酒及辛辣食物。

2. 不宜在服药期间同时服用滋补性中药。

3. 有高血压、心脏病、肝病、糖尿病、肾病等慢性病严重者应在医师指导下服用。

4. 服药后大便次数增多且不成形者，应酌情减量。

5. 孕妇慎用，儿童、哺乳期妇女、年老体弱及脾虚便溏者应在医师指导下服用。

龙血竭片

药物组成：龙血竭。

功效主治：活血散瘀，定痛止血，敛疮生肌。用于跌打损伤，瘀血作痛，妇女气血凝滞，外伤出血，脓疮久不收口。

注意事项：孕妇禁用。

六味地黄丸

药物组成：熟地黄、酒萸肉、牡丹皮、山药、茯苓、泽泻。辅料为滑石粉。

功效主治：滋阴补肾。用于肾阴亏损所致头晕耳鸣，腰膝酸软，骨蒸潮热，盗汗遗精。

注意事项：

1. 忌辛辣、不易消化食物。

2. 不宜在服药期间服感冒药。

3. 服药期间出现食欲不振、胃脘不适、大便稀、腹痛等症状时，应去医院就诊。服药 2~4 周症状无缓解，应去医院就诊。

4. 按照用法用量服用，儿童、孕妇、哺乳期妇女应在医师指导下服用。

5. 对本品过敏者禁用，过敏体质者慎用。

六味安消胶囊

药物组成：土木香、大黄、山奈、寒水石（煅）、诃子、碱花。

功效主治：和胃健脾，导滞消积，行血止痛。用于胃痛胀满，消化不良，便秘，痛经。

注意事项：

1. 严格按用法用量服用。

2. 儿童用量酌减，并在医师指导下服用。

3. 长期连续服用，应向医师咨询。

4. 不可咀嚼或将胶囊拆开服用。

5. 高血压、心脏病、肝病、糖尿病、肾病等严重者应在医师指导下服用。

六味五灵片

药物组成：五味子、连翘、女贞子、莪术、莒荬菜、灵芝孢子粉。

功效主治：滋肾养肝，活血解毒。用于慢性乙型肝炎氨基转移酶升高，症见胁肋疼痛，腰膝酸软，口干咽燥，倦怠，乏力，纳差，脘胀，身目发黄或不黄，小便色黄，头昏目眩，两目干涩，手足心热，失眠多梦，舌暗红或有瘀斑，苔少或无苔，脉弦细。

注意事项：

1. 孕妇禁用。

2. 忌烟酒及辛辣刺激食物。

六君子丸

药物组成：陈皮、半夏（制）、党参、白术（土炒）、茯苓、甘草（蜜炙）。辅料为蜂蜜。

功效主治：补脾健胃，理气化痰。用于脾胃虚弱所致食少不化，腹胀胸闷，气虚痰多。

注意事项：

1. 忌食辛辣、生冷油腻不易消化食物。

2. 不适用于诊断明确的萎缩性胃炎。

3. 不适用于口干舌燥，大便干结者。

4. 小儿用法用量，请咨询医师或药师。

鹿角胶颗粒

药物组成：鹿角。

功效主治：温补肝肾，益精养血。用于腰膝酸冷，虚劳消瘦。

注意事项：

1. 忌油腻食物。

2. 糖尿病患者慎用。

3. 外感或实热内盛者不宜服用。

4. 本品宜饭前服用。

5. 服用 2 周后症状无改善，或症状加重，或出现新的严重症状，应立即停药并去医院就诊。

裸花紫珠片

药物组成：裸花紫竹。

功效主治：消炎，解毒，收敛，止血。用于细菌感染引起的炎症，急性传染性肝炎，呼吸道及消化道出血。

注意事项：不宜久服。

羚羊清肺丸

药物组成：羚羊角粉、浙贝母、蜜桑白皮、黄芩、前胡、天冬、天花粉、蜜枇杷叶、炒苦杏仁、麦冬、地黄、玄参、石斛、金果榄、金银花、大青叶、栀子、板蓝根、牡丹皮、薄荷、熟大黄、桔梗、陈皮、甘草。

功效主治：清肺利咽，清瘟止嗽。用于肺胃热盛，感受时邪，身热头晕，四肢酸懒，咳嗽痰盛，咽喉肿痛，鼻衄咯血，口干舌燥。

注意事项：本药药性寒凉，药效较强，不适合小儿及虚寒体质患者。

理中丸

药物组成：人参、干姜、甘草（炙）、白术。

功效主治：温中祛寒，补气健脾。用于脾胃虚寒，自利不渴，呕吐腹痛，不欲饮食，中寒霍乱，阳虚失血，胸痹虚证，病后喜唾，小儿慢惊。

注意事项：饮食宜清淡，忌食辛辣、生冷、油腻食物。

雷公藤多苷片

药物组成：雷公藤多苷。

功效主治：祛风解毒，除湿消肿，舒筋通络。有抗炎及抑制细胞免疫和体液免疫等作用。用于风湿热瘀、毒邪阻滞所致的类风湿性关节炎，肾病综合征，白塞氏三联征，麻风反应，自身免疫性肝炎等。

注意事项：

1. 本品在医生指导下严格按照说明书规定剂量用药，不可超量使用。

2. 用药期间应注意定期随诊并检查血、尿常规及心电图和肝肾功能，必要时停药并给予相应处理。

3. 连续用药一般不宜超过 3 个月。如继续用药，应由医生根据患者病情及治疗需要决定。

利胆石颗粒

药物组成：茵陈、枳壳、麦芽、法半夏、山楂、川楝子、稻芽、香附、莱菔子、青皮、紫苏梗、陈皮、神曲、郁金、皂荚。

功效组成：疏肝利胆，和胃健脾。用于胆囊结石，胆道感染，胆道术后综合征。

注意事项：

1. 饮食宜清淡，忌酒及辛辣、生冷、油腻食物。

2. 忌愤怒、忧郁，保持心情舒畅。

良附丸

药物组成：高良姜、香附。

功效主治：温胃理气。用于寒凝气滞、寒湿阻滞所致脘痛吐酸，胸腹胀满。

注意事项：

1. 饮食宜清淡，忌酒及辛辣、生冷、油腻食物。

2. 忌愤怒、忧郁，保持心情舒畅。

3. 胃部灼痛，口苦便秘之胃热者不适用。

4. 有高血压、心脏病、肝病、糖尿病、肾病等慢性病严重者慎用

5. 儿童、孕妇、哺乳期妇女、年老体弱者慎用。

芦荟珍珠胶囊

药物组成：芦荟、木香、珍珠。

功效主治：清热导滞，行气通便。用于因气滞热盛所致的大便秘结，排便困难，脘腹胀满，口苦口干等，功能性便秘见上述证候者。

注意事项：

1. 本品尚无妊娠期及哺乳期妇女研究数据。

2. 本品不宜长期服用，中病即止。

楼莲胶囊

药物组成：白花蛇舌草、天葵子、水红花子、重楼、鳖甲（制）、莪术、半边莲、土鳖虫、水蛭（烫）、红参、制何首乌、龙葵、鸡内金（炒）、半枝莲、乌梅（去核）、水牛角浓缩粉、砂仁、没药（制）、白英、乳香（制）。

功效主治：行气化瘀，清热解毒。本品为原发性肝癌辅助治疗药，适用于原发性肝癌Ⅱ期气滞血瘀证患者，合并肝动脉插管化疗，可提高有效率和缓解腹胀、乏力等症。

注意事项：

1. 偶见恶心，轻度腹泻。

2. 孕妇禁用。

M

木香顺气丸

药物组成：木香、砂仁、香附（醋制）、槟榔、甘草、陈皮、厚朴、枳壳（炒）、

苍术（炒）、青皮（炒）、生姜。

功效主治：行气化湿，健脾和胃。用于湿浊中阻、脾胃不和所致的胸膈痞闷，脘腹胀痛，呕吐，恶心，嗳气纳呆。

注意事项：阴液亏虚者慎用。

木香理气丸

药物组成：木香、大黄、牵牛子（炒）、槟榔、枳实、枳壳、香附（醋制）、厚朴（姜汁炙）、乌药、陈皮、山楂、黄芩。

功能主治：行气宽中，化滞通便。用于气郁不舒，停食停水，胸肋痞闷，脘腹胀满，恶心呕吐，倒饱嘈杂，大便秘结。

注意事项：

1. 本品不宜久服，体弱者慎用。

2. 孕妇禁服。

木香槟榔丸

药物组成：木香、槟榔、青皮、陈皮、广茂、枳壳、黄连、黄柏、大黄、香附子、牵牛。

功效主治：行气导滞，攻积泄热。主治积滞内停，湿蕴生热证，症见脘腹痞满胀痛，赤白痢疾，里急后重，或大便秘结，舌苔黄腻，脉沉实者。临床常用于治疗急性细菌性痢疾、急慢性胆囊炎、急性胃肠炎、胃结石、消化不良、肠梗阻等属湿热食积内阻肠胃者。

注意事项：本方破气攻积之力较强，宜于积滞较重而行气俱实者，老人、体弱者慎用，孕妇禁用。

麻仁润肠丸

药物组成：火麻仁、炒苦杏仁、大黄、木香、陈皮、白芍。

功能主治：润肠通便。用于肠胃积热，胸腹胀满，大便秘结。

注意事项：不宜在服药期间同时服用滋补性中药。

麻子仁丸

药物组成：火麻仁、苦杏仁、大黄、炒枳实、姜制厚朴、炒白芍，辅料为蜂蜜。

功效主治：润肠通便。用于肠热津亏所致的便秘，症见大便干结难下、腹部胀满不舒，习惯性便秘见上述证候者。

注意事项：严格按用法用量服用，本品不宜长期服用。

麻仁软胶囊

药物组成：火麻仁、苦杏仁、大黄、枳实(炒)、厚朴(姜制)、白芍(炒)。辅料为氢化植物油、蜂蜡和大豆油。

功效主治：润肠通便。用于肠燥便秘。

注意事项：

1. 年老体虚者不宜久服。

2. 忌食生冷、油腻、辛辣食品。

3. 按照用法用量服用，有慢性病史者、小儿及年老体虚者应在医师指导下用。

4. 服药 3 天后症状未改善，或出现其他症状时，应及时去医院就诊。

梅核气丸

药物组成：凌霄花、乌药、桔梗、郁金、炒枳壳、降香、香附、乌梅肉。

功效主治：舒肝顺气，利膈解郁。用于梅核气，舌咽神经官能症，以及胸膈不舒，两胁胀满。

注意事项：暂无。

N

牛黄上清片

药物组成：人工牛黄、薄荷、菊花、荆芥穗、白芷、川芎、栀子、黄连、黄柏、黄芩、大黄、连翘、赤芍、当归、地黄、桔梗、甘草、石膏、冰片。

功效主治：清热泻火，散风止痛。用于热毒内盛、风火上攻所致的头痛眩晕，目赤耳鸣，咽喉肿痛，口舌生疮，牙龈肿痛，大便燥结。

注意事项：

1. 忌食辛辣食物。

2. 孕妇慎用。

3. 不宜在服药期间同时服用温补性中成药。

4. 有心律失常、心脏病、肝病、肾病等慢性病严重者或正在接受其他治疗的患者应在医师指导下服用。

牛黄解毒片

药物组成：人工牛黄、雄黄、石膏、大黄、黄芩、桔梗、冰片、甘草。

功效主治：清热解毒。用于火热内盛，咽喉肿痛，牙龈肿痛，口舌生疮，目赤肿痛。

注意事项：

1. 孕妇禁用。

2. 本品不宜久服。

牛黄清火片

药物组成：大黄、黄芩、桔梗、牛黄、冰片、丁香、山药、雄黄、薄荷脑。

功效主治：清热，散风解毒。用于肝胃肺蕴热引起的头晕目眩，口鼻生疮，风火牙痛，咽喉肿痛，疟腮红肿，耳鸣肿痛。

注意事项：孕妇忌服。

P

蒲元和胃胶囊

药物组成：延胡索、香附、乳香（制）、蒲公英、白矾（煅）、甘草。

功效主治：行气和胃止痛。用于治疗慢性胃炎、萎缩性胃炎、胃及十二指肠溃疡，反流性食管炎等疾病，有效解除胃痛、胃酸、胃胀、烧心、恶心、嗳气、返酸、食欲不振、功能性消化不良、黑便、腹泻等症状。

注意事项：

1. 忌食生冷油腻不易消化食物。

2. 不适用于脾胃阴虚，主要表现为口干，舌红少津，大便干。

3. 不适用于肝肾阴虚，主要表现口干，急躁易怒，头晕血压高。

4. 本品不宜久服，服药 3 天，症状不减轻或加重者，应立即停药并到医院就诊。

平胃丸

药物组成：苍术 (炒)、厚朴 (制)、陈皮、甘草 (炙) 辅料为大枣、生姜。

功效主治：燥湿健脾，宽胸消胀。用于脾胃湿盛所致不思饮食，脘腹胀满，恶心呕吐，吞酸嗳气。胰腺炎有上述症状者。

注意事项：

1. 忌食生冷油腻不易消化食物。

2. 不适用于脾胃阴虚，主要表现为口干，舌红少津、大便干。

3. 不适用于急性肠道传染病，主要表现为剧烈恶心、呕吐、大便水泻不止，脘腹作痛，或发烧。

4. 孕妇、小儿、年老体弱者、哺乳期妇女及过敏体质者慎用。

平消胶囊

药物组成：郁金、仙鹤草、五灵脂、白矾、硝石、干漆 (制)、麸炒枳壳、马钱子粉。

功效主治：活血化瘀，散结消肿，解毒止痛。对毒瘀内结所致的肿瘤患者具有缓解症状、缩小瘤体、提高机体免疫力、延长患者生存时间的作用。

注意事项：

1. 可与手术、放疗、化疗同时进行。

2. 孕妇禁用。

3. 用药过程中饮食宜清淡，忌食辛辣刺激之品。

4. 本品不可过量服用，不宜久服。

5. 运动员慎用。

Q

芪蓉润肠口服液

药物组成：黄芪（炙）、肉苁蓉、白术、太子参、地黄、玄参、麦冬、当归、黄精（制）、桑葚、黑芝麻、火麻仁、郁李仁、枳壳（麸炒）、蜂蜜。

功效主治：益气养阴，健脾滋肾，润肠通便。用于气阴两虚，脾肾不足，大肠失于濡润而致的虚证便秘。

注意事项：

1. 实热病禁用，感冒发热时停服。

2. 孕妇慎用。

清火栀麦片

药物组成：穿心莲、栀子、麦冬。

功效主治：清热解毒，凉血消肿。用于肺胃热盛所致的咽喉肿痛，发热，牙痛，目赤。

注意事项：

1. 不宜在服药期间同时服用滋补性中药，

2. 忌烟、酒及辛辣食物。

清胃黄连丸

药物组成：黄连、石膏、桔梗、甘草、知母、玄参、地黄、牡丹皮、天花粉、连翘、栀子、黄柏、黄芩、赤芍。

功效主治：清胃泻火，解毒消肿。用于肺胃火盛所致的口舌生疮，齿龈、咽喉肿痛。

注意事项：

1. 忌烟、酒及辛辣、油腻食物。

2.心脏病、肝病、糖尿病、肾病等慢性病患者应在医师指导下服用。

3.服药后大便次数每日 2 到 3 次者，应减量；每日 3 次以上者，应停用并向医师咨询。

4.服药 3 天后症状无改善，或加重者，应立即停药并去医院就诊。

5.小儿、孕妇、年老体弱及脾胃虚寒者慎用，若需使用，必须在医师指导下使用。

6.对本品过敏者禁用，过敏体质者慎用。

清肝利胆口服液

药物组成：茵陈、山银花、栀子、厚朴、防己。

功效主治：清利肝胆湿热。用于湿热蕴结肝胆所致的纳呆，胁痛，疲倦，乏力，尿黄，苔腻，脉弦。

注意事项：孕妇慎用。

清胰利胆颗粒

药物组成：牡蛎、姜黄、金银花、柴胡、大黄、延胡索（醋制）、牡丹皮、赤芍。

功效主治：行气解郁，活血止痛，舒肝利胆，解毒通便。用于急性胰腺炎，急性胃炎等疾病。

注意事项：忌酒及辛辣油腻食物。

气滞胃痛颗粒

药物组成：醋柴胡、醋延胡索、醋香附、白芍、枳壳、炙甘草。

功效主治：疏肝理气，和胃止痛。用于肝郁气滞所致，胸痞胀满，胃脘疼痛。

注意事项：

1.忌食辛辣刺激性食物。

2.忌情绪激动或生闷气。

强肝片

药物组成：茵陈、板蓝根、当归、白芍、丹参、郁金、黄芪、党参、泽泻、黄精、地黄、山药、山楂、六神曲、秦艽、甘草。

功效主治：清热利湿、补脾养血、益气解郁。用于慢性肝炎、早期肝硬化、脂肪肝、中毒性肝炎。

注意事项：

1. 有胃、十二指肠溃疡或高酸性慢性胃炎者应减量服用。

2. 妇女经期暂停服数日。

R

人参健脾丸

药物组成：人参、白术(麸炒)、茯苓、山药、陈皮、木香、砂仁、炙黄芪、当归、酸枣仁(炒)、远志(制)。辅料为蜂蜜。

功效主治：健脾益气，和胃止泻。用于脾胃虚弱所致的饮食不化，脘闷嘈杂，恶心呕吐，腹痛便溏，不思饮食，体弱倦怠。

注意事项：

1. 忌不易消化食物。

2. 感冒发热病人不宜服用。

3. 有高血压、心脏病、肝病、糖尿病、肾病等慢性病严重者应在医师指导下服用。

4. 儿童、孕妇、哺乳期妇女应在医师指导下服用。

润肠宁神膏

药物组成：桑葚、玉竹、火麻仁、肉苁蓉。

功效主治：滋阴、润肠、安神。用于阴血亏虚引起的便秘兼见失眠等症。

注意事项：孕妇慎用。

S

四君子丸

药物组成：党参、炒白术、茯苓、炙甘草

功效主治：益气健脾。用于脾胃气虚所致胃纳不佳，食少便溏。

注意事项：忌酒及油腻食物。

四磨汤口服液

药物组成：木香、枳壳、槟榔、乌药。

功效主治：顺气降逆，消积止痛。用于婴幼儿乳食内滞证，症见腹胀，腹痛，啼哭不安，厌食纳差，腹泻或便秘；中老年气滞、食积证，症见脘腹胀满，腹痛，便秘；用于腹部手术后促进肠胃功能的恢复。

注意事项：

1. 孕妇及肠梗阻、肠道肿瘤、消化道术后者禁用。

2. 一般手术病人在手术的12小时第1次服药，再隔6小时第2次服药，以后按常法服用或遵医嘱。

参苓白术颗粒（散）

药物组成：人参、茯苓、白术（麸炒）、山药、白扁豆（炒）、莲子、薏苡仁（炒）、砂仁、桔梗、甘草。

功效主治：补脾胃，益肺气。用于脾胃虚弱所致食少便溏，气短咳嗽，肢倦乏力。

注意事项：

1. 忌不易消化食物。

2. 感冒发热病人不宜服用。

3. 有高血压、心脏病、肝病、糖尿病、肾病等慢性病严重者应在医师指导下服用。

4. 儿童、孕妇应在医师指导下服用。

参麦颗粒

药物组成：红参、南沙参、麦冬、黄精、山药、枸杞子。

功效主治：具有养阴生津的作用。用于面黄肌瘦，津少口渴，腰膝酸软，食欲不振，头晕眼花，心悸气短，神经衰弱。

注意事项：忌酒及辛辣油腻食物。

参苓健脾胃颗粒

药物组成：北沙参、茯苓、白术、山药（炒）、扁豆（炒）、莲子、砂仁（盐炙）、陈皮、薏苡仁（炒）、甘草。

功能主治：补脾健胃，利湿止泻。用于脾胃虚弱所致饮食不消，或泻或吐，形瘦色萎，神疲乏力。

注意事项：

1.忌辛辣、生冷、油腻食物。

2.感冒发热病人不宜服用。

3.本品宜饭前服用。

4.高血压、心脏病、肝病、肾病等慢性病患者应在医师指导下服用。

5.服药 2 周症状无缓解，应去医院就诊。

参莲胶囊

药物组成：苦参、山豆根、半枝莲、防己、三棱、莪术、丹参、补骨脂、苦杏仁、乌梅、白扁豆。

功效主治：清热解毒，活血化瘀，软坚散结。用于由气血瘀滞、热毒内阻而致的中晚期肺癌、胃癌患者。

注意事项：

1.少数患者使用本品后出现恶心，不影响继续用药。

2.请勿与乳癖消片合用，有文献报道合用可导致肝损害。

舒肝平胃丸

药物组成：姜厚朴、陈皮、麸炒枳壳、法半夏、苍术、炙甘草、焦槟榔。

功效主治：舒肝和胃，化湿导滞。用于肝胃不和、湿浊中阻所致的胸胁胀满，胃脘痞塞疼痛，嘈杂嗳气，呕吐酸水，大便不调。

注意事项：

1. 饮食宜清淡，忌酒及辛辣、生冷、油腻食物。

2. 忌愤怒、忧郁，保持心情舒畅。

3. 有高血压、心脏病、肝病、糖尿病、肾病等慢性病严重者应在医师指导下服用。

4. 儿童、孕妇、哺乳期妇女、年老体弱者应在医师指导下服用。

5. 胃痛严重者，应及时去医院就诊。

舒肝止痛丸

药物组成：柴胡、当归、白芍、赤芍、白术（炒）、香附（醋制）、郁金、延胡索（醋制）、川楝子、木香、半夏（制）、黄芩、川芎、莱菔子（炒）。包衣辅料为赭石粉。

功效主治：疏肝理气，和胃止痛。用于肝胃不和、肝气郁结所致胸胁胀满，呕吐酸水，脘腹疼痛。

注意事项：

1. 本药宜用温开水送服。

2. 服药期间忌气怒，忌食生冷油腻不消化之食物。

3. 孕妇慎用。

4. 对本品过敏者禁用，过敏体质者慎用。

舒肝解郁胶囊

药物组成：贯叶金丝桃、刺五加。

功效主治：疏肝解郁，健脾安神。适用于轻、中度单相抑郁症属肝郁脾虚证者，症见情绪低落，兴趣下迟滞，入睡困难，早醒，多梦，紧张不安，急躁易怒，食少纳呆，胸闷，疲乏无力，多汗，疼痛，舌苔白或腻，脉弦或细。还可用于胰腺炎伴有焦虑抑郁者。

注意事项：肝功能不全的患者慎用。

舒肝和胃丸

药物组成：香附（醋制）、白芍、佛手、木香、郁金、白术（炒）、陈皮、柴胡、广藿香、炙甘草、莱菔子、槟榔（炒焦）、乌药。

功效主治：舒肝解郁，和胃止痛。用于肝胃不和所致两肋胀满，胃脘疼痛，食欲不振，呃逆呕吐，大便失调。

注意事项：

1. 饮食宜清淡，忌酒及辛辣、生冷、油腻食物。

2. 忌愤怒、忧郁、保持心情舒畅。

3. 有高血压、心脏病、肝病、糖尿肾病及孕妇慎用。

舒肝健胃丸

药物组成：柴胡（醋制）、香附（醋制）、香橼、槟榔、牵牛子（炒）、青皮（醋炒）、陈皮、枳壳、厚朴（姜制）、檀香、豆蔻、延胡索（醋炒）、白芍（麸炒）、鸡内金（炒）、五灵脂（醋制）。辅料为滑石粉、桃胶。

功效主治：疏肝开郁，导滞和中。用于肝胃不和引起的胃脘胀痛，胸胁满闷，呕吐吞酸，腹胀便秘。

注意事项：

1. 忌食生冷油腻不易消化食物。

2. 忌情绪激动或生闷气。

3. 不宜与含有人参成分药物同时服用。

舒秘胶囊

药物组成：芦荟、硬脂酸镁。

功效主治：清热通便。用于功能性便秘属热秘者。

注意事项：

1. 不宜在服药期间同时服用温补性中成药。

2. 忌服辛辣刺激性食物。

3. 孕妇及虚性便秘者慎用。

4. 心脏病、肝病、糖尿病、肾病等慢性病严重者应在医师指导下服用。

疏肝和胃丸

药物组成：香附（醋制）、白芍、佛手、木香、郁金、白术（炒）、陈皮、柴胡、广藿香、炙甘草、莱菔子、槟榔（炒焦）、乌药。

功效主治：疏肝解郁，和胃止痛。用于肝胃不和所致两胁胀满，胃脘疼痛，食欲不振，呃逆呕吐，大便失调。

注意事项：

1. 饮食宜清淡，忌酒及辛辣、生冷、油腻食物。

2. 忌愤怒、忧郁、保持心情舒畅。

3. 有高血压、心脏病、肝病、糖尿肾病等慢性病严重者应在医师指导下服用。

4. 儿童、孕妇、哺乳期妇女、年老体弱者在医师指导下服用。

5. 胃痛严重者，应及时去医院就诊。

6. 服药 3 天症状无缓解，应医院就诊。

少腹逐瘀颗粒

药物组成：当归、蒲黄、五灵脂（醋制）、赤芍、小茴香（盐制）、延胡索（醋制）、没药（炒）、川芎、肉桂、炮姜。

功效主治：活血逐瘀，祛寒止痛。用于血瘀有寒引起的月经不调，小腹胀痛，腰痛，白带异常。

注意事项：

1. 孕妇忌服。

2. 月经过多禁服。

四神丸

药物组成：补骨脂（盐炒）、吴茱萸（制）、肉豆蔻（煨）、五味子（醋制）、大枣（去核）。

功效主治：温肾散寒，涩肠止泻。用于肾阳不足所致的泄泻，症见肠鸣腹胀，五更泄泻，食少不化，久泻不止，面黄肢冷。

注意事项：

1. 湿热或热毒痢疾、湿热泄泻者忌用。

2. 服药期间禁食生冷、油腻之品。

三黄片

药物组成：大黄、盐酸小檗碱、黄芩浸膏。

功效主治：清热解毒，泻火通便。用于三焦热盛所致的目赤肿痛，口鼻生疮，咽喉肿痛，牙龈肿痛，心烦口渴，尿黄便秘。

注意事项：溶血性贫血患者及葡萄糖 –6– 磷酸脱氢酶缺乏患者禁用。

三九胃泰颗粒

药物组成：三叉苦、黄芩、沉香、两面针、木香、茯苓、白芍、地黄。

功效主治：清热燥湿，行气活血，柔肝止痛，消炎止痛，理气健胃。用于治疗上腹隐痛，饱胀，反酸，恶心，呕吐，纳减，心口嘈杂。

注意事项：

1. 忌食辛辣刺激性食物。

2. 忌情绪激动或生闷气。

3. 浅表性、糜烂性、萎缩性等慢性胃炎应在医师指导下服用。

4. 孕妇应在医师指导下服用。

5. 慢性胃炎患者服药 2 周症状无改善，应立即停药并去医院就诊。

6. 按照用法用量服用，小儿、年老体弱者应在医师指导下服用。

实脾饮

药物组成：干姜、附子、白术、茯苓、炙甘草、厚朴、大腹皮、草果仁、木香、木瓜。

功效主治：温阳健脾，行气利水。用于脾阳不足，水湿内停，症见尿少浮肿下半身尤著，腹泻便溏，胸腹胀满，或身重肢冷，舌苔白腻而润，脉沉迟。

注意事项：暂无。

速效救心丸

药物组成：川芎、冰片。

功效主治：行气活血，祛瘀止痛。用于增加冠脉血流量，缓解心绞痛。用于气滞血瘀型冠心病，心绞痛。

注意事项：

1. 孕妇禁用。

2. 对本品及所含成分过敏者禁用。

双料喉风散

药物组成：山豆根、人工牛黄、冰片、寒水石、黄连、青黛、珍珠、人中白（煅）、甘草。

功能主治：清热解毒，消肿利咽。用于肺胃热毒炽盛所致的咽喉肿痛、口腔糜烂、齿龈肿痛、皮肤溃烂。

注意事项：

1. 孕妇禁用。

2. 忌烟酒、辛辣、鱼腥食物。

3. 脾虚大便溏者慎用。

4. 属风寒感冒咽痛者，症见恶寒发热、无汗、鼻流清涕者慎用。

双虎清肝颗粒

药物组成：金银花、虎杖、黄连、法半夏、枳实、蒲公英、丹参、野菊花、甘草、瓜蒌、白花蛇舌草、紫花地丁。

功效主治：清热利湿，化痰宽中，理气活血。用于湿热内蕴所致的胃脘痞闷，口干不欲饮，恶心厌油，食少纳差，胁肋隐痛，腹部胀满，大便黏滞不爽或臭秽，或身目发黄，舌质暗，边红，舌苔厚腻或黄腻，脉弦滑或弦数者，慢性乙型肝炎见有上述证候者。

注意事项：

1. 脾虚便溏者慎用。

2.忌烟酒及辛辣油腻食物。

十一味参芪片

药物组成：人参（去芦）、黄芪、天麻、当归、熟地黄、泽泻、决明子、菟丝子、鹿角、枸杞子、细辛。

功效主治：消热解毒，疏肝利胆，化瘀。用于脾气虚弱所致四肢无力。

注意事项：凡脾胃虚弱，呕吐泄泻，腹胀便溏、咳嗽痰多者慎用。

T

痛泻宁颗粒

药物组成：白芍、青皮、薤白、白术。

功效主治：柔肝缓急，疏肝行气，理脾运湿。用于肝气犯脾所致的腹痛、腹泻、腹胀、腹部不适等症，肠易激综合征（腹泻型）等见上述证候者。

注意事项：

1.忌酒、辛辣、生冷、油腻食物。

2.药品外观性状发生改变时禁止使用。

通乐颗粒

药物组成：何首乌、地黄、当归、麦冬、玄参、麸炒枳壳。

功效主治：滋阴补肾，润肠通便。主治阴虚便秘，症见大便秘结，口干，咽燥，烦热，以及习惯性、功能性便秘见于上述证候者。

注意事项：

1.饮食宜清淡，忌烟、酒及辛辣、生冷、油腻食物。

2.不宜在服药期间同时服用滋补性中药。

3.有高血压、心脏病、肝病、肾病等慢性病严重者应在医师指导下服用。

通便灵胶囊（片）

药物组成：番泻叶、当归、肉苁蓉。

功效主治：泻热导滞，滑肠通便。用于热结便秘、长期卧床便秘、一时性腹胀便秘、老年习惯性便秘。

注意事项：

1. 服药期间忌食生冷、辛辣油腻之物。

2. 服药后症状无改善，或症状加重，或出现新的症状者，应立即停药并到医院就诊。

3. 小儿及年老体弱者，应在医师指导下服用。

4. 对本品过敏者禁用，过敏体质者慎用。

5. 本品性状发生改变时禁止使用。

通便宁片

药物组成：番泻叶干膏粉、牵牛子、砂仁、白豆蔻。

功效主治：宽中理气，泻下通便。用于实热便秘。症见腹痛拒按，腹胀纳呆，口干口苦，小便短赤，舌红苔黄，脉弦滑数。

注意事项：

1. 初次服用者及便秘轻症者一次服 1~2 片，较重痔疮患者慎用，或遵医嘱。

2. 孕妇忌服。完全肠梗阻患者禁用。

3. 体虚者忌长服、久服。少数患者服药后，因肠蠕动加强，排便前有腹痛感，排便后可自然缓解。

泰脂安胶囊

药物组成：女贞叶乙醇提取物。

功效主治：滋补肝肾。用于肝肾阴虚、阴虚阳亢证所致的原发性高脂血症，症见头晕痛胀，口干，烦躁易怒，肢麻，腰酸，舌红少苔，脉细。

注意事项：

1. 服药后少数患者出现胃部胀满、嘈杂不适、食欲减退，饭后服用有助于减轻胃部不适症状。

2. 个别病人服药后可能出现肾功能轻度异常改变。

3. 少数病人服药后，出现头晕、乏力加重。

4. 肾功能异常者慎用。

5. 孕妇及哺乳期妇女慎用。

W

乌梅丸

药物组成：乌梅肉、花椒（去目）、细辛、黄连、黄柏、干姜、附子（制）、桂枝、人参、当归、蜂蜜（炼）。

功效主治：温脏安蛔。用于治疗蛔厥，久痢，厥阴头痛或脾胃虚引起之胃脘痛、肢体瘦弱。

注意事项：肾脏病患者、孕妇、新生儿禁用。

胃苓丸

药物组成：苍术、陈皮、厚朴（姜汁炒）、白术、白茯苓、肉桂、猪苓、泽泻、人参、黄连、白芍、甘草。

功效主治：消胀利水。用于呕吐泄泻，胸腹胀满，小便短少。

注意事项：

1. 服用药物期间要注意合理膳食，不要吃太过油腻的食物，忌辛辣刺激性的食物。

2. 脾胃阴虚者也不宜使用。

3. 对该药物过敏或者是年老体弱的人要在专业医生的指导下服用，以免出现其他不适症状。

胃苏颗粒

药物组成：紫苏梗、香附、陈皮、枳壳、槟榔、香橼、佛手、鸡内金（制）。

功效主治：疏肝理气，和胃止痛。用于肝胃气滞所致的胃脘痛，症见胃脘胀痛，窜及两胁，得嗳气或矢气则舒，情绪郁怒则加重，胸闷食少，排便不畅，舌苔薄白，脉弦，慢性胃炎及消化性溃疡见上述证候者。

注意事项：

1. 服药期间要保持情绪稳定，切勿恼怒。

2. 少吃生冷及油腻难消化的食品。

3. 有高血压、心脏病、肝病、肾病等慢性病严重者应在医师指导下服用。

4. 服药 3 天症状未缓解，应去医院就诊。

5. 儿童、年老体弱者应在医师指导下服用。

胃肠安丸

药物组成：木香、沉香、枳壳（麸炒）、檀香、大黄、厚朴（姜炙）、人工麝香、巴豆霜、大枣（去核）、川芎。

功效主治：用于湿浊中阻、食滞不化所致的腹泻，纳差，恶心，呕吐，腹胀，腹痛，消化不良、肠炎、痢疾见上述证候者。

注意事项：本品对运动员慎用，脾胃虚弱引起大便溏薄者不宜应用。

胃炎宁颗粒

药物组成：木香、檀香、肉桂、赤小豆、山楂、鸡内金、甘草、乌梅。

功效主治：温中醒脾，和胃降逆，芳香化浊，消导化食。用于伤食湿重引起的胃脘痛，泛酸，恶心及消化不良。

注意事项：

1. 忌食生冷油腻不易消化食物。

2. 不适用于脾胃阴虚，主要表现为口干、舌红少津、大便干。

3. 过敏体质者慎用。

胃热清胶囊

药物组成：救必应、大黄、延胡索（醋制）、甘松、青黛、珍珠层粉、甘草。

功效主治：清热理气，活血止痛。用于郁热或兼有气滞血瘀所致的胃脘胀痛，有灼热感，痛势急迫，食入痛重，口干而苦，便秘易怒，舌红苔黄等症，胃及十二指肠溃疡见上述证候者。

注意事项：脾胃虚寒者慎用。

胃力康颗粒

药物组成：柴胡、赤芍、枳壳、木香、丹参、延胡索、莪术、黄连、吴茱萸、大黄、党参、甘草。

功效主治：行气活血，泄热和胃。用于胃脘痛气滞、血瘀兼肝胃郁热证，症见：胃脘疼痛，胀闷，灼热，嗳气，泛酸，烦躁易怒，口干口苦等，以及慢性浅表性胃炎及消化性溃疡见上述证候者。

注意事项：脾虚便溏者慎服。

五灵止痛片

药物组成：五灵脂、蒲黄、冰片。

功效主治：行气止痛，痛经活络，祛瘀散结。用于气滞血瘀、邪闭所致的胸肋痛，痛经，腹痛，也可以用于扭挫伤、骨折的治疗。

注意事项：

1. 在用药期间不得吃生冷油腻性食物。

2. 如与其他药物同时使用可能会发生药物相互作用，需要详细咨询医师。

五仁润肠丸

药物组成：地黄、桃仁、火麻仁、郁李仁、柏子仁、肉苁蓉（酒蒸）、陈皮、大黄（酒蒸）、当归、松子仁。

功效主治：润肠通便。用于老年体弱便秘。

注意事项：

1. 忌食生冷、油腻、辛辣食物。

2. 年青体壮者便秘时不宜用本药。

3. 大便干燥如羊屎，难排出者，在医师指导下，可增加药量，一次服 2 丸，一日服 3 次。

4. 服用本药出现大便稀溏时应立即停服。

五苓散

药物组成：猪苓、茯苓、白术、泽泻、桂枝。

功效主治：利水渗湿，温阳化气。用于膀胱气化不利之蓄水证。症见小便不利，头痛微热，烦渴欲饮，甚则水入即吐；或脐下动悸，吐涎沫而头目眩晕；或短气而咳；或水肿、泄泻。舌苔白，脉浮或浮数。

注意事项：

1. 服药期间，尽量避免生冷油腻有刺激性、难消化的食物。

2. 服药前后半小时不宜吃水果

3. 湿热者忌用，且本方不宜常服。

4. 儿童及孕妇应在医师指导下使用。

温胃舒胶囊

药物组成：党参、附片（黑顺片）、炙黄芪、肉桂、山药、肉苁蓉（酒蒸）、白术（清炒）、南山楂（炒）、乌梅、砂仁、陈皮、补骨脂。

功效主治：温中养胃，行气止痛。用于中焦虚寒所致的胃痛，胃脘冷痛，腹胀嗳气，纳差食少，畏寒无力，慢性萎缩性胃炎、浅表性胃炎见上述症候者。

注意事项：

1. 胃大出血禁用。

2. 孕妇禁用。

3. 胃脘灼热痛证、重度胃痛者慎用。

4. 儿童及年老体虚患者慎用。

X

血府逐瘀口服液（胶囊、丸）

药物组成：桃仁、红花、当归、川芎、地黄、赤芍、牛膝、柴胡、枳壳、桔梗、甘草。

功效主治：活血化瘀，行气止痛。用于瘀血内阻，头痛或胸痛，内热憋闷，失眠多梦，心悸怔忡，急躁善怒。

注意事项：

1. 忌食辛冷。

2. 孕妇忌服。

血脂康片

药物组成：红曲。

功效主治：除湿祛痰，活血化瘀，健脾消食。用于脾虚痰瘀阻滞所致的气短、乏力、头晕、胸闷、腹胀、食少纳呆等症状，也可用于由高脂血症及动脉粥样硬化引起的心脑血管疾病的辅助治疗。

注意事项：

1. 用药期间应定期检查血脂、血清氨基转移酶和肌酸磷酸激酶；有肝病史者服用本品尤其要注意肝功能的监测。

2. 在本品治疗过程中，如发生血清氨基转移酶增高达正常高限 3 倍，或血清肌酸磷酸激酶显著增高时，应停用本品。

3. 不推荐孕妇及哺乳期妇女使用。

4. 儿童用药的安全性和有效性尚未确定。

5. 对本品过敏者、活动性肝炎或无法解释的血清氨基转移酶升高者禁用。

小柴胡颗粒

药物组成：柴胡、姜半夏、黄芩、党参、甘草、生姜、大枣。

功效主治：解表散热，疏肝和胃。用于外感病邪犯少阳证，症见寒热往来、胸胁苦满，食欲不振，心烦喜呕，口苦咽干。

注意事项：

1. 忌烟、酒及辛辣、生冷、油腻食物。

2.不宜在服药期间同时服用滋补性中药。

3.风寒感冒者不适用。

4.糖尿病患者及有严重高血压、心脏病、肝病、肾病等慢性病者应在医师指导下服用。

5.儿童、孕妇、哺乳期妇女、年老体弱者应在医师指导下服用。

小建中颗粒

药物组成：白芍、大枣、桂枝、炙甘草、生姜、饴糖。

功效主治：温中补虚，缓急止痛。主治脾胃虚寒所致脘腹疼痛，喜温喜按，嘈杂吞酸，食少心悸，以腹泻与便秘交替症状的慢性结肠炎、胃及十二指肠溃疡。

注意事项：

1.饮食宜清淡，忌酒及辛辣、生冷、油腻食物。

2.忌愤怒、忧郁，保持心情舒畅。

3.阴虚内热者不适用。

4.外感风热表证未清的患者及脾胃湿热或有明显胃肠道出血症状者不宜服用。

5.糖尿病患者及有高血压、心脏病、肝病、肾病等慢性病慎用。

6.儿童、孕妇、哺乳期妇女、年老体弱者慎用。

香砂平胃丸

药物组成：木香、砂仁、厚朴、苍术、陈皮、甘草。

功效主治：健脾，燥湿。用于胃脘胀痛。

注意事项：

1.脾胃阴虚者慎用，其表现为食欲不振，口干舌燥，手足心热等。

2.忌食生冷食物。

3.重度胃痛应在医师指导下服用。

4.按照用法用量服用，小儿及年老体虚者应在医师指导下服用。

香砂六君子丸

药物组成：木香、砂仁、陈皮、制半夏、党参、白术、茯苓、炙甘草。

功效主治：益气健脾，和胃。用于脾虚气滞所致消化不良，嗳气食少，脘腹胀满，大便溏泄。临床上常用于慢性胃炎、胃及十二指肠溃疡而见的胃脘胀痛、食少倦怠、恶心呕吐等症。

注意事项：

1. 忌食生冷油腻不易消化食物。

2. 有高血压、心脏病、肝病、糖尿病、肾病等慢性病严重者应在医师指导下服用。

3. 儿童、孕妇、哺乳期妇女、年老体弱者应在医师指导下服用。

4. 服药 3 天症状无缓解者，应去并到医院就诊。

5. 对过敏者禁用，过敏体质者慎用。

香砂养胃颗粒

药物组成：木香、砂仁、白术、陈皮、茯苓、姜半夏、醋香附、枳实（炒）、豆蔻（去壳）、姜厚朴、广藿香、甘草。

功效主治：用于胃阳不足、湿阻气滞所致的胃痛、痞满，症见胃痛隐隐，脘闷不舒，呕吐酸水，嘈杂不适，不思饮食，四肢倦怠。

注意事项：

1. 忌生冷油腻食物。

2. 胃痛症见胃部灼热，隐隐作痛，口干舌燥者不宜服用本药。

3. 按照用法用量服用，小儿、孕妇、哺乳期妇女及年老体虚患者应在医师指导下服用。

香连丸

药物组成：黄连、制吴茱萸、木香。

功效主治：清热化湿，行气止痛。用于大肠湿热所致的痢疾，症见大便脓血，里急后重，发热腹痛，肠炎、细菌性痢疾见上述证候者。

注意事项：暂无。

香连化滞丸

药物组成：黄连、木香、黄芩、麸炒枳实、陈皮、醋炙青皮、姜炙厚朴、炒槟榔、滑石、炒白芍、当归、甘草。

功效主治：清热利湿，行血化滞。用于湿热凝滞引起的里急后重，腹痛下痢。

注意事项：

1. 孕妇忌服。

2. 本品可嚼服，也可分份吞服。

香连止泻片

药物组成：木香、黄连、厚朴（姜炙）、枳实、槟榔、白芍。

功效主治：清热祛湿，化滞止痢。用于肠中蕴热引起的红白痢疾，腹痛下坠，饮食无味，四肢倦怠。

注意事项：平时应少吃巧克力及带颜色的饮料，以及油腻厚味等不易消化的食物。

新清宁片

药物组成：大黄。

功效主治：清热解毒，泻火通便。主治内结实热所致的喉肿，牙痛，目赤，便秘，下痢，发热；感染性炎症见上述证候者。

注意事项：

1. 忌烟、酒及辛辣食物。

2. 不宜在服药期间同时服用滋补性中药。

3. 有高血压、心脏病、肝病、糖尿病、肾病等慢性病严重者应在医师指导下服用。

4. 服药后大便次数增多且不成形者，应酌情减量。

5. 儿童、孕妇、哺乳期妇女、年老体弱及脾虚便溏者应在医师指导下服用。

犀角地黄丸

药物组成：生地、白芍、丹皮、侧柏炭、荷叶炭、白茅根、栀子炭、大黄炭。

功效主治：清热凉血。主治肺胃积热、肝经火旺引起的咳嗽吐血，鼻孔衄血，烦躁心跳。

注意事项：

1. 忌辛辣食物。

2. 孕妇忌服。

逍遥丸

药物组成：柴胡、当归、白芍、炒白术、茯苓、炙甘草、薄荷、生姜。

功效主治：疏肝健脾，养血调经。用于肝郁脾虚所致的郁闷不舒，胸胁胀痛，头晕目眩，食欲减退，月经不调。

注意事项：

1. 忌生冷及油腻难消化的食物。

2. 服药期间要保持情绪乐观，切忌生气恼怒。

3. 有高血压、心脏病、肝病、糖尿病、肾病等慢性病严重者应在医师指导下服用。

4. 平素月经正常,突然出现经量过多、经期延长,或月经过少、经期错后,或阴道不规则出血者应去医院就诊。

消炎利胆片（胶囊、颗粒、分散片）

药物组成：穿心莲、溪黄草、苦木

功效主治：清热，祛湿，利胆。用于肝胆湿热所致的胁痛，口苦，急性胆囊炎、胆管炎见上述证候者。

注意事项：

1. 过敏体质者慎用。

2. 本品药性苦寒，脾胃虚寒者（表现为畏寒喜暖、口淡不渴或喜热饮等）慎用。

3. 本品所含苦木有一定毒性，不宜过量服用、久服。

4. 慢性肝炎、肝硬化以及肝癌患者慎用，不可久服，以免加重肝脏病变。

5. 用于治疗急性胆囊炎感染时，应密切观察病情变化，若发热、黄疸、上腹痛等症加重时，应及时请外科处理。

6. 本品为急性胆囊炎的辅助用药，请在医师指导下与其他药物联合使用。

7. 糖尿病、高血压、心脏病、肾脏病等严重慢性病患者慎用，或在医师指导下服用。

消癥益肝片

药物组成：蜚蠊提取物。

功效主治：破瘀化积，消肿止痛。对原发性肝癌的症状有一定的缓解作用。

注意事项：

1. 注意"中病即止"，不可长期服用。

2. 忌食辛辣、生冷食物。

消癌平片

药物组成：乌骨藤。

功效主治：抗癌，消炎，平喘。用于食道癌、胃癌、肺癌，对大肠癌、宫颈癌、白血病等多种恶性肿瘤。

注意事项：孕妇忌服。

虚寒胃痛颗粒

药物组成：炙黄芪、炙甘草、桂枝、党参、白芍、高良姜、大枣、干姜。

功效主治：益气健脾，温胃止痛。用于脾胃虚弱所致的胃痛，症见胃脘隐痛，喜温喜按，遇冷或空腹加重；十二指肠球部溃疡、慢性萎缩性胃炎。

注意事项：

1. 不适用于脾胃阴虚者，主要表现为口干、舌红少津、大便干。

2. 孕妇忌服。

Y

养胃舒胶囊

药物组成：党参、陈皮、黄精（蒸）、山药、玄参、乌梅、山楂、北沙参、干姜、菟丝子、白术（炒）。辅料为二氧化硅、淀粉、滑石粉。

功效主治：滋阴养胃。用于慢性胃炎，胃脘灼热，隐隐作痛。

注意事项：

1. 孕妇慎用。

2. 湿热胃痛证及重度胃痛慎用。

3. 儿童及年老体虚患者慎用。

养正合剂

药物组成：红参、黄芪、枸杞子、女贞子(酒蒸)、猪苓、茯苓。

功效主治：益气健脾，滋养肝肾。用于肿瘤患者化疗后引起的气阴两虚，症见神疲乏力、少气懒言、五心烦热、口干咽燥等症及白细胞减少。

注意事项：忌食辛辣之品。

养正消积胶囊

药物组成：黄芪、女贞子、人参、莪术、灵芝、绞股蓝、白术(炒)、半枝莲、白花蛇舌草、茯苓、土鳖虫、鸡内金、蛇莓、白英、茵陈、徐长卿。

功效主治：健脾益肾，化瘀解毒。用于不宜手术的脾肾两虚瘀毒内阻型原发性肝癌辅助治疗，与肝内动脉介入灌注加栓塞化疗合用，有助于提高介入化疗疗效，减轻对白细胞、肝功能、血红蛋白的毒性作用，改善患者生存质量，改善脘腹胀满、纳呆食少、神疲乏力、腰膝酸软、溲赤便溏、疼痛等症状。

注意事项：尚不明确。

越鞠丸

药物组成：香附、川芎、苍术、神曲、栀子。

功效主治：解诸郁。症见胸膈痞闷，克腹胀痛，嗳腐吞酸，恶心呕吐，饮食不消，舌苔腻，脉弦。

注意事项：脾胃虚弱者慎用此方。

越鞠保和丸

药物组成：栀子（姜制）、六神曲（麸炒）、醋香附、川芎、苍术、木香、槟榔。

功效主治：舒肝解郁，开胃消食。用于气食郁滞所致的胃痛，症见脘腹胀痛，倒饱嘈杂，纳呆食少，大便不调，消化不良见上述证候者。

注意事项：

1. 忌生冷、硬黏难消化食物。

2. 孕妇慎用。

3. 不适用于脾胃阴虚，主要表现为口干、舌红少津、大便干。

4. 有高血压、心脏病、肝病、糖尿病、肾病等慢性病严重者应在医师指导下服用。

5. 儿童、哺乳期妇女、年老体弱者应在医师指导下服用。

茵陈五苓丸

药物组成：茵陈、泽泻、茯苓、猪苓、白术（炒）、肉桂。

功效主治：清湿热，利小便。用于肝胆湿热、脾肺郁结引起的湿热黄疸，胆腹胀满，小便不利。

注意事项：

1. 黄疸属寒湿阴黄者忌用。

2. 方中含有温通、利水渗湿之品，有碍胎气，孕妇慎用。

3. 服药期间饮食宜用清淡易消化之品，忌酒，忌食辛辣油腻之品。

4. 忌恚怒忧郁劳碌，保持心情舒畅。

茵陈退黄胶囊

药物组成：茵陈、苦参、龙胆、黄芩、郁金、神曲、大黄、山楂。

功效主治：清热解毒，利湿退黄。用于急、慢性肝炎肝胆湿热证引起的小便红赤，头晕口苦，食少纳呆。

注意事项：

1. 孕妇禁服。

2. 脾胃虚寒者不宜使用。

茵陈蒿散

药物组成：茵陈、栀子、大黄。

功效主治：清热利湿退黄。主治湿热黄疸，有清热解毒、散瘀消肿、消炎利水作用。

注意事项：脾、胃虚寒和有慢性胃炎患者少食或不食茵陈蒿。

茵栀黄颗粒（口服液）

药物组成：茵陈提取物、栀子提取物、黄芩苷、金银花提取物。

功效主治：清热解毒，利湿退黄。有退黄疸和降低谷丙转氨酶的作用。用于湿热毒邪内蕴所致急性、慢性肝炎和重症肝炎（I型）。也可用于其他型重症肝炎的综合治疗。

注意事项：对本品过敏者禁用，妊娠及哺乳期妇女慎用。

茵莲清肝颗粒

药物组成：茵陈、半枝莲、广藿香、佩兰、虎杖、茯苓、郁金、泽兰、当归、琥珀、白芍（炒）、白花蛇舌草。

功效主治：清热解毒，调肝和脾。用于急性甲型、慢性乙型病毒性肝炎属湿热蕴结、肝脾不和证者，症见胁痛、脘痞、纳呆、乏力等。

注意事项：

1. 服后偶见恶心、呕吐、轻度腹泻。

2. 孕妇慎用。

3. 服药期间忌食辛辣油腻食物。

愈肝片

药物组成：当药、茵陈、黄芩素、维生素C。

功效主治：利湿退黄，有恢复肝功能的功效。用于急性黄疸型肝炎和急性无黄疸型肝炎。

注意事项：对本品过敏者禁用。

愈胃胶囊

药物组成：枳壳、黄连、白芷、白及、海螵蛸、延胡索、大黄、甘草。

功效主治：理气止痛，活血化瘀，生肌敛疮。主治胃及十二指肠溃疡。

注意事项：对本品过敏者禁用。

愈肝龙胶囊

药物组成：茵陈、柴胡、小檗根、黄芩、蒲公英、紫草。

功效主治：清肝利湿的作用。用于治疗急慢性肝炎、初期肝硬化、水肿。

注意事项：暂无。

一贯煎颗粒

药物组成：北沙参、麦冬、当归、生地黄、枸杞子、川楝子。

功效主治：滋阴疏肝。用于肝肾阴虚，肝气郁滞证的慢性肝炎、慢性胃炎、胃及十二指肠溃疡、肋间神经痛、神经官能症等属阴虚肝郁者。

注意事项：因制方重在滋补，虽可行无形之气，但不能祛有形之邪，且药多甘腻，故有停痰积饮而舌苔白腻、脉沉弦者，不宜使用。

益气止血颗粒

药物组成：党参、黄芪、白术（炒）、茯苓、白及、功劳叶、地黄、防风。

功效主治：益气，止血，固表，健脾。用于咯血，吐血，久服可预防感冒。

注意事项：

1. 气滞、怒火盛者禁用。

2. 中满有火者忌之。

3. 实证、热证禁服，正虚邪实证不宜单独应用。

益气润肠胶囊

药物组成：黄芪、生地黄、生何首乌、白芍。

功效治疗：益气养阴，润肠通便。用于阴虚肠燥所致的习惯性、功能性便秘。

注意事项：孕妇及月经期妇女禁用。

益气通便颗粒

药物组成：何首乌、白术、炙黄芪、肉苁蓉。

功效主治：益气生津，通便润肠。用于气虚所致的习惯性、功能性便秘。

注意事项：

1. 孕妇及月经期妇女禁用。

2. 便秘实证者禁用。

右归丸

药物组成：熟地黄、附子(炮附片)、肉桂、山药、山茱萸(酒炙)、菟丝子、鹿角胶、枸杞子、当归、杜仲(盐炒)。

功效主治：温补肾阳，填精止遗。用于肾阳不足、命门火衰所致腰膝酸冷，精神不振，怯寒畏冷，阳痿遗精，大便溏薄，尿频而清。

注意事项：忌食生冷，肾虚有湿浊者不宜应用。

云南白药

药物组成：三七。

功效主治：化瘀止血、活血止痛、解毒消肿。用于跌打损伤，瘀血肿痛，吐血、咳血、便血、痔血、崩漏下血，手术出血，疮疡肿毒及软组织挫伤，闭合性骨折，支气管扩张及肺结核咳血，溃疡病出血，以及皮肤感染性疾病。

注意事项：禁忌食辛辣、油腻和刺激的食物。

元胡止痛片

药物组成：醋延胡索、白芷。

功效主治：理气，活血，止痛。用于气滞血瘀所致的胃痛，胁痛，头痛及痛经。

注意事项：重度疼痛或服药后疼痛不见缓解者需及时到医院就诊。

养胃舒颗粒

药物组成：党参、陈皮、黄精（蒸）、山药、玄参、乌梅、山楂、北沙参、干姜、菟丝子、白术（炒）。

功效主治：益气养阴，健脾和胃，行气导滞。用于脾胃气阴两虚所致的胃痛，症见胃脘灼热疼痛，痞胀不适，口干口苦，纳少消瘦，手足心热。

注意事项：慢性胃炎见上述证候者。

益肝乐颗粒

药物组成：云芝提取物、垂盆草、柴胡、郁金、板蓝根、五味子。

功效主治：清热利湿，舒肝解郁，扶正固本。用于湿热蕴蒸所致身目俱黄，或两胁痞满疼痛，体倦懒食，溲赤便溏，舌苔黄腻。用于急性黄疸型和非黄疸型肝炎、慢性迁延型肝炎等症。

注意事项：忌辛辣刺激性食物。

胰胆炎合剂

药物组成：柴胡、蒲公英、北败酱、黄芩、赤芍、枳实、厚朴、法半夏、大黄、甘草。

功效主治：清泻肝胆湿热的功效。用于急性胰腺炎，急性胆囊炎，也可用于慢性胰腺炎、慢性胆囊炎的急性发作。

注意事项：

1.忌生冷及油腻难消化的食物。

2.服药期间要保持情绪乐观，切忌生气恼怒。

阴虚胃痛片

药物组成：北沙参、石斛、玉竹、麦冬、白芍、炙甘草、川楝子。

功效主治：养阴益胃，缓中止痛。用于胃阴不足引起的胃脘隐隐灼痛，口干舌燥，纳呆干呕，慢性胃炎见上述症状者。

注意事项：

1.忌食辛辣刺激性食物。

2.不适用于脾胃阳虚，主要表现为遇寒则胃脘作痛，喜热饮食。

3.过敏者慎用。

一清胶囊

药物组成：大黄、黄芩、黄连、淀粉、滑石粉、硬脂酸镁。

功效主治：清热燥湿，泻火解毒。用于热毒所致的身热烦躁，目赤口疮，咽喉、牙龈肿痛，大便秘结。

注意事项：

1.出现腹泻时刻酌情减少用量。

2.不宜在服药期间同时服用滋补性中药。

Z

知柏地黄丸

药物组成：知母、黄柏、熟地黄、山茱萸（制）、牡丹皮、山药、茯苓、泽泻。辅料为蜂蜜。

功效主治：滋阴降火。用于阴虚火旺所致潮热盗汗，口干咽痛，耳鸣遗精，小便短赤。

注意事项：

1. 忌不易消化食物。

2. 感冒发热病人不宜服用。

3. 有高血压、心脏病、肝病、糖尿病、肾病等慢性病严重者应在医师指导下服用。

4. 儿童、孕妇、哺乳期妇女应在医师指导下服用。

枳实导滞丸

药物组成：枳实（炒）、大黄、黄连（姜汁炙）、黄芩、六神曲（炒）、白术（炒）、茯苓、泽泻。

功效主治：消积导滞，清利湿热。用于饮食积滞、湿热内阻所致的脘腹胀痛，不思饮食，大便秘结，痢疾里急后重。

注意事项：

1. 饮食宜清淡，忌酒及辛辣食物。

2. 不宜在服药期间同时服用滋补性中药。

3. 有高血压、心脏病、肝病、糖尿病、肾病等慢性病严重者应在医师指导下服用。

4. 儿童、哺乳期妇女、年老体弱者应在医师指导下服用。

5. 孕妇禁用。

枳术宽中胶囊

药物组成：白术（炒）、枳实、柴胡、山楂。

功效主治：健脾和胃，理气消痞。用于胃痞（脾虚气滞），症见呕吐、反胃、纳呆、反酸等，以及功能性消化不良见以上症状者。

注意事项：

1.忌生冷油腻食物。

2.服药后偶见胃痛或大便次数增多。

枳术颗粒

药物组成：麸炒枳实、麸炒白术、荷叶。辅料为蔗糖、糊精。

功效主治：健脾消食，行气化湿。用于脾胃虚弱，食少不化，脘腹胀满。

注意事项：

1. 孕妇、糖尿病患者禁用。

2. 饮食宜清淡，忌食辛辣、生冷、油腻食物。

3. 有高血压、心脏病、肝病、肾病等慢性病严重者应在医师指导下服用。

4. 服药 7 天症状无缓解，应去医院就诊。

5. 儿童、年老体弱者应在医师指导下服用。

6. 对本品过敏者禁用，过敏体质者慎用。

驻车丸

药物组成：黄连、炮姜、当归、阿胶。

功效主治：滋阴，止痢。用于久痢伤阴，赤痢腹痛，里急后重，休息痢。

注意事项：

1.孕妇忌用。

2.过敏体质及有用药过敏史的患者应慎用。

止泻颗粒

药物组成：萮草、辣蓼、南五味子根茎，辅料为蔗糖、糊精。

功效主治：清热解毒，燥湿导滞，理气止痛。用于急性肠胃炎，有止呕止泻、退热止痛作用。

注意事项：

1.孕妇、糖尿病患者禁用。

2. 饮食宜清淡，忌食辛辣、生冷、油腻食物。

止血复脉合剂

药物组成：阿胶、附子、川芎、大黄。

功效主治：止血祛瘀，滋阴复脉。用于上消化道出血量多，症见烦躁或神志淡漠，肢冷，汗出，脉弱无力。可作为失血性休克的辅助治疗药物。

注意事项：

1. 本剂用于轻、中度上消化道出血产生的休克时应酌情配合输液，用于重度休克时必须辅以抗休克的常规处理。

2. 部分患者用药后可出现泛酸、腹胀，但不影响继续用药。

3. 非出血性休克禁用。

止血定痛片

药物组成：三七、花蕊石（煅）、海螵蛸、甘草。

功效主治：散瘀，止血，止痛。用于十二指肠溃疡疼痛，胃酸过多，出血属血瘀证者。

注意事项：

1. 孕妇禁用。

2. 饮食宜清淡，忌食辛辣、生冷、油腻食物。

滋阴润肠口服液

药物组成：生地黄。

功效主治：养阴清热，润肠通便。用于阴虚内热所致的大便干结、排便不畅、口干咽燥的辅助治疗。

注意事项：

1. 饮食宜清淡，忌烟、酒及辛辣、生冷、油腻食物。

2. 不宜在服药期间同时服用滋补性中药。

3.有高血压、心脏病、肝病、糖尿病、肾病等慢性病严重者应在医师指导下服用。

中满分消丸

药物组成：白术、人参、炙甘草、猪苓、姜黄、茯苓、干姜、砂仁、泽泻、橘皮、炒知母、炒黄芩、炒黄莲、炒枳实、姜厚朴。

功效主治：健脾和胃，清热利湿，消胀除满。用于中满热胀，鼓胀，气胀，水胀，还用于治疗肝硬化腹水。

注意事项：忌食油腻、生冷、刺激性食物。

舟车丸

药物组成：牵牛子、大黄、甘遂、青皮、陈皮、木香、轻粉

功效主治：行气利水。用于水停气滞水肿，蓄水腹胀，四肢浮肿，胸腹胀满，停饮喘急，大便秘结，小便短少

注意事项：

1.孕妇及久病气虚者忌服。

2.服药时应从小剂量开始，逐渐加量为妥。

3.不可久服，不可与甘草同服。

紫地宁血散

药物组成：大叶紫珠、地稔。

功效主治：清热凉血，收敛止血。主治胃中积热所致的吐血，便血，胃及十二指肠溃疡出血见上述证候者。

注意事项：忌食油腻、生冷、刺激性食物。

脏连丸

药物组成：黄连、黄芩、地黄、赤芍、当归、槐角、槐花、荆芥穗、地榆炭、阿胶。

功效主治：清肠止血。用于肠热便血，肛门灼热，痔疮肿痛。

注意事项：孕妇禁用。

致康胶囊

药物组成：大黄、黄连、三七、白芷、阿胶、煅龙骨、白及、龙血竭、甘草。

功效主治：清热凉血、化瘀止血。用于崩漏，呕血，以及便血的患者。

注意事项：

1. 孕妇禁用。

2. 在治疗剂量内如有发生血栓的倾向，应停止使用。